放大内镜诊断食管黏膜癌
——验证食管学会分类

日本《胃与肠》编委会　编著

《胃与肠》翻译委员会　译

辽宁科学技术出版社

·沈阳·

Authorized translation from the Japanese Journal, entitled
胃と腸　第53巻 第10号
食道表在癌の拡大内視鏡診断 食道学会分類を検証する
ISSN: 0536-2180
編集：「胃と腸」編集委員会
協力：早期胃癌研究会
Published by Igaku-Shoin LTD., Tokyo Copyright© 2018

Simplified Chinese Characters published by Liaoning Science and Technology Publishing House, Copyright© 2021

图书在版编目（CIP）数据

放大内镜诊断食管黏膜癌：验证食管学会分类 / 日本《胃与肠》编委会编著；《胃与肠》翻译委员会译 . —沈阳：辽宁科学技术出版社，2021.9

ISBN 978-7-5591-2074-8

Ⅰ.①放…　Ⅱ.①日…　②胃…　Ⅲ.①食管癌—内窥镜检　Ⅳ.① R735.104

中国版本图书馆 CIP 数据核字（2021）第 099000 号

出版发行：辽宁科学技术出版社
　　　　　（地址：沈阳市和平区十一纬路25号　邮编：110003）
印 刷 者：辽宁新华印务有限公司
经 销 者：各地新华书店
幅面尺寸：182 mm × 257 mm
印　张：5
字　数：100千字
出版时间：2021年9月第1版
印刷时间：2021年9月第1次印刷
责任编辑：凌　敏　卢山秀
封面设计：袁　舒
版式设计：袁　舒
责任校对：栗　勇

书　号：ISBN 978-7-5591-2074-8
定　价：98.00元

编辑电话：024-23284354
E-mail：lkbjlsx@163.com
邮购热线：024-23284502
《胃与肠》官方微信：15640547725

目 录

序	浅表食管癌的放大内镜诊断	门马 久美子	5
主题	重新思考血管间背景黏膜色（IVBC）	南瞳 等	8
	上皮下毛细血管网（SECN）的意义	熊谷 洋一 等	15
	从食管黏膜癌的浸润深度诊断来看 B2 型血管的意义	竹内 学 等	22
	食管黏膜癌的放大内镜所见及病理组织学所见的研究	根本 哲生 等	32
	食管黏膜癌炎症表现的放大内镜所见 ——B2 血管的鉴别，B2 i 的提出	高桥 亚纪子 等	40
	特殊组织型食管癌的放大内镜诊断	铃木 悠悟 等	49
	AVA 的临床病理学研究	都宫 美华 等	60
	放大内镜下食管黏膜癌 T1b–SM2 诊断的现状和课题	松浦 伦子 等	69
	编者后记		79

浅表食管癌的放大内镜诊断

门马久美子[1]

关键词　浅表食管癌　食管鳞状细胞癌　日本食管放大内镜学会　图像增强内镜

[1] 东京都立驹达医院癌症·感染病中心内镜科 8195;
〒 113-8677 东京都文京区驹达 3 号街道 –18-22　电子邮件：momma@cick.jp

引言

　　食管鳞状细胞癌的放大内镜分类有 2 种：井上分型和有马分型，这 2 种分型均被视作较好的分型方法。但是，随着图像放大内镜的普及，对图像的解释和讨论更加频繁，并且每次均采用"井上分型"和"有马分型"进行注释。由于其复杂性和混乱性，许多不熟悉食管癌的内镜医生听到了许多要求统一的呼声。当时，日本食管学会理事长（幕内博康）组建了"日本食管学会放大内镜对浅层食管癌浸润深度诊断标准起草委员会"。任命小山恒男为委员长，以井上分型、有马分型为基础，委托他制定简便易学的分型标准。经过约 2 年的热烈讨论，制定出了"日本食管学会放大内镜分型"。

日本食管学会放大内镜分型的重点

　　日本食管学会放大内镜分型是通过白光观察或图像增强观察，例如 NBI（narrow band imaging）（窄带成像，译者注），将疑似鳞状上皮癌的病变区域作为观察对象，将放大观察中观察到的血管分为 A 型和 B 型。A 型血管是在弱炎症和非典型肿瘤中发现的血管类型，B 型血管是在鳞状上皮癌中发现的血管类型。B 型血管呈现出"管径扩张""蛇形迂曲""口径不同""形状不均一"等 4 种特征。大致分为：①具有环状结构的 B1 型血管；②具有袢状的 B2 型血管；③具有高度扩张的不规则血管（直径大于 B2 型血管的 3 倍）的 B3 型血管，共 3 个类型。关于浸润深度，B1 型血管、B2 型血管和 B3 型血管分别对应于深度 T1a-EP ~ LPM、T1a-MM ~ T1b-SM1 和 T1b-SM2。以 B 型血管包围的无血管或血管粗糙的区域为 AVA（avasscul area）（无血管区域，译者注），AVA 按大小可被分为 3 类：①当 AVA 小于 0.5mm 时，为 AVA-small；② 当 AVA 为 0.5mm 及以上且小于 3mm 时，为 AVA-middle；③ AVA 为 3mm 及以上时，为 AVA-large。AVA 的大小和浸润深度之间的关系是按照 AVA-small、AVA-middle 和 AVA-large 的顺序，浸润深度为 T1a-EP ~ LPM、T1a-MM ~ T1b-SM1 和 T1b-SM2。但是，仅由 B1 型血管组成的 AVA 的浸润深度相当于 T1a-EP ~ LPM 的浸润深度。当观察到不规则和细网状（reticular，R 型）血管时，多为低分化型、INFc 等特殊类型的组织型的食管癌，所以决定附带记载为 R 型。

日本食管学会放大内镜分型的实用性

　　2011 年出版的日本食管学会放大内镜分类

在非放大内镜检查中描述词为"轻度"和"非常轻度"，用于诊断侵袭。不同于"细小不规则""短""稍硬""浅色""暗"等模棱两可的表达方式，由日本食管学会制定的分类可以表达B1型、B2型、B3型、AVA-small、AVA-middle、AVA-large和R型，即便不是内镜方面专家也可以判断类型。因此，许多内镜医生都参与了深入诊断的讨论，并将其作为一种共同语言广泛传播。

但是，放大内镜检查并非对所有的病变都适用，并且最初预测到，根据病变的类型，放大内镜对某些病变无效。由于NBI放大内镜只能观察浅表血管，因此在0-Ⅱb型和0-Ⅱc型等癌巢较薄的病变中，血管异型性和浸润深度之间具有很好的相关性。但是对于Ⅰ型和0-Ⅱa型等具有较厚癌巢的病变，最深处的信息几乎不会反映在最外层的血管异型症中，这样浸润的准确性降低了。从进行放大内镜分类之时起，该分类不适用于0-Ⅰ型等癌巢较厚的病变。0-Ⅰ型病变有必要通过常规观察参考，并根据隆起的形态学观察、延伸程度的差异而引起的形态学变化，以及是否存在活动性等进行全面的判断，也包括超声内镜的使用。

日本食管学会放大内镜分类存在的问题

自日本食管学会放大内镜分类出版以来，已经过去了至少5年，B1型血管的深度通常为T1a-EP ~ LPM，这并没有问题。B2型血管的深度为T1a-LPM ~ T1b-SM2，问题在于，在具有深层穿透力的患者中观察到了这种现象，并且B3血管的频率很低。由于B2型血管包括很多种，竹内等发现，T1a-MM ~ T1b-SM1的正确诊断率为68.6%（24/35）。误诊病例中，报告了缺乏循环形成的血管难以判断的病例，即使判断为B2型血管，也包括血管直径小的和B2型血管面积小的病例。此外，藤原等将B2型血管与组织病理学进行了匹配，发现B2型血管包括以下4种类型的血管：①在肿瘤巢的间质之间运行的

血管；②肿块周围的血管；③在乳头状增生的隆起性病变中出现的血管；④在糜烂和再生性变化周围出现的血管。

扩大内镜分类虽然是简单易用的分类，但是对于包含各种各样的类型的B2型血管需要重新评价，追求对T1a-MM ~ T1b-SM1的深度诊断有用的"真正的B2型血管"。并且，如果可能的话，需要简单易懂的详细子分类。也有报告称，在45%的T1b-SM2或更深的癌中未发现具有高特异性但敏感性低的B3型血管，在实际临床上，需要调查以何种客观性诊断B3型血管。

关于AVA，平泽等发现AVA的出现率为23%，但是T1a-EP ~ LPM的发生率为17.0%，T1a-MM ~ T1b-SM1的发生率为52.9%，病变越大，深度越深，AVA就越容易出现。但是，观察到的AVA中有76%是AVA较小的，很少出现的AVA中部的诊断似乎很麻烦，包括诊断AVA周围的B型血管。

未来待解决的问题

通过使用放大内镜分类，对LPM的T1a-EP的诊断变得更加可靠。然而，从提高T1a-MM对T1b-SM1的正确诊断率的目的来看，这是不令人满意的。提高正确诊断率是最初的目标之一，放大内镜治疗的适应证，需要将来进行进一步的研究。另一方面，使用放大内镜对深度诊断是有局限的，既有一些适合于放大内镜观察的病变，也有适合通常观察或超声波内镜等其他诊断方式的病变。重要的是，要决定应该用哪些诊断方式进行更好、更全面的诊断，而不仅是着眼于放大内镜的使用。

参考文献

[1] Inoue H. Magnification endoscopy in the esophagus and stomach. Dig Endosc 13 (Suppl 1)：S40-41, 2001.

[2] Arima M, Tada M, Arima H. Evaluation of microvascular patterns of superficial esophageal cancers by magnifying endoscopy.Esophagus 2：191-197, 2005.

[3] Oyama T, Inoue H, Arima M, et al. Prediction of the invasion depth of superficial squamous cell carcinoma based on microvessel morphology：magnifying endoscopic classification of

the Japan Esophageal Society. Esophagus 14：105-112, 2017.

[4] 友利彰寿，小山恒男，高橋亜紀子，他. 隆起型食管扁平
上皮癌の深達度診断―拡大内視鏡を中心に. 胃と腸 48：
337-345, 2013.

[5] 竹内学，橋本哲，小林正明，他. 日本食管学会拡大内視
鏡分類と深達度―深達度診断における B2 血管の意義. 胃
と腸 49：164-172, 2014.

[6] U 藤原純子，門馬久美子，立石陽子，他. 日本食管学会

拡大内視鏡分類と深達度―深達度診断における B2 血管の
意義. 胃と腸 49：174-185, 2014.

[7] 池田晴夫，井上晴洋，佐藤裕樹，他. 日本食管学会拡大内
視鏡分類と深達度―深達度診断における B3 血管の意義.
胃と腸 49：186-195, 2014.

[8] 平澤大，藤田直孝，前田有紀，他. 日本食管学会拡大内
視鏡分類と深達度―深達度診断における AVA の意義. 胃
と腸 49：196-203, 2014.

重新思考血管间背景黏膜色（IVBC）

南瞳[1]

矶本 一

山口 直之

大仁田 贤

竹岛 史直

中尾 一彦

井上 晴洋[2]

概述 ● NBI 的发展极大地改善了包括头颈部在内的鳞状上皮细胞癌的早期诊断。除了扩张的 IPCL（上皮内乳头状毛细血管祥，这是浅红色区域的一个主要因素，是观察 NBI 时拾取的指标）之外，我们还集中研究了血管周围上皮的色调变化，对其成因进行了检查和研究。通过调查 NBI 阳性原理或 Hb 的类似成分的存在，来回顾分析癌细胞中 Hb 含量和生产力的可能性。

关键词 **早期食管癌 NBI 褐色领域（brownish area，BA）血管间背景黏膜色（inter-vascular background coloration，IVBC）**

[1] 长崎大学医院消化内科 〒852-8501 长崎市坂本 1 丁目 7-1
E-mail:le7novembre@gmail.com
[2] 昭和大学江东丰洲医院消化中心

前言

此前，人们一直认为仅使用普通光很难摄取浅红色的食管癌早期的图像。但是，窄带成像（NBI）技术的引入大大提高了早期食管癌的诊断率。使用 NBI 的方法是从远处观察到褐色区域（brownish area，BA），一边接近一边进行更详细的观察。公认的是，通过近视放大观察时，构成 BA 的主要因素有 2 个：①由于 IPCL（上皮内乳头状毛细血管环）自身扩张而引起的颜色变化；② IPCL 之间上皮自身的色调变化。在本文中，我们考虑了血管间背景黏膜变色 IVBC（inter-vascular background coloration）的原因，它是背景上皮的颜色变化。

血管间背景黏膜色（IVBC）

除了有马等和井上提出的黏膜血管结构变化的重要性外，2011 年出版的日本食管学会内镜分类附录 2 "构成褐色区域的血管"和血管之间的颜色称为 inter-vascular background coloration（血管间背景黏膜变色）。在我们开展的研究中，IVBC 的癌症 / 非癌诊断的正确诊断率约为 89.4%（敏感性为 91.1%，特异性为 71.4%）。

Muto 等对 NBI 在观察咽和食管区域的有用性已被反复报道。当使用 NBI 从远处观察食管时，淡红色的 BA 被更清楚地观察到，这在拾取病灶方面极为有效。此外，在近距离的放大观察时，该 BA 可被分为以下 3 种：①通过扩展的 IPCL 识别为褐色区域（**图 1c**）；②仅背景上皮的色调变化而没有血管变化的（**图 1a，b**）；③ IPCL 扩张，血管之间的上皮颜色变为深褐色（**图 1d**）。其中，我们着重研究了血管之间上皮色调（IVBC）的变化，并进行了研究。

IVBC 的成因研究

关于上皮颜色变化的成因，我们根据本院病例进行了研究。2007 年 9 月—2012 年 12 月，在本医院使用内镜进行了检查，在食管发现病变

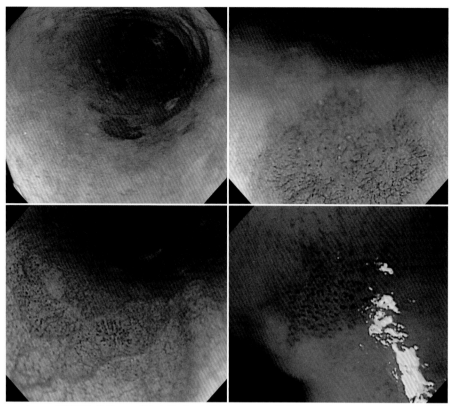

图1 使用 NBI 观察食管时，即使是 BA，也可能伴有或不伴有血管变化和血管间上皮色调（IVBC）变化。

a，b IVBC（+）。IPCL（IPCL 类型Ⅲ）没有变化。

c IVBC（－）。该区域的背景黏膜的颜色与周围区域相同。

d IVBC（+）。该区域的背景黏膜颜色为褐色。

的 188 例 257 个病变中，对内镜和病理可对比的 167 例 223 个病变进行了以下研究。

研究Ⅰ：观察了 IVBC 的存在与否以及组织学类型。

研究Ⅱ：用抗 Hb（血红蛋白）抗体免疫染色检查了 IVBC 的成因。

研究Ⅲ：使用 ISH（原位杂交）和 RT-PCR（逆转录聚合酶链反应）以检查癌变部分和非癌变部分之间 Hb mRNA 表达水平的差异。

1. 研究Ⅰ：IVBC 的存在与否与组织学类型的比较

对于 223 例食管病变病例，我们比较了 IVBC 的存在与否以及活检或内镜切除标本的组织病理学发现，包含 LGIN［low-grade intraepithelial neoplasia（低级别上皮内瘤样病变，译者注）］的非癌性病变或包含 HGIN［high-grade intraepithelial neoplasia（高级别上皮内瘤样病变，译者注）］的癌症的分类显示，在 13 个非癌性病变中，有 10 个（IVD 阴性）和 210 个癌性病变。IVBC 阳性的病灶为 191 个（91.0%）。IVBC 诊断癌症的敏感性为 91.0%，特异性为 77.0%。

2. 研究Ⅱ：是否存在 IVBC 和抗 Hb 抗体免疫染色

（1）抗 Hb 抗体免疫染色

NBI 是在红细胞中所含 Hb 的特定波长，这表明在深褐色的 NBI 中观察到的背景中可能涉及红细胞，甚至是 Hb 的存在。但是，在没有 IPCL 的情况下，背景上皮在理论上似乎不存在

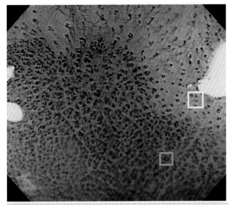
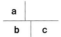

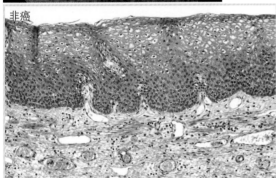
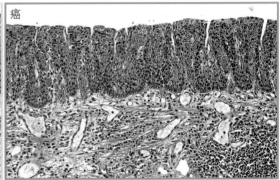

图2 NBI 观察图像（**a**）非癌性部分（**b**）和癌性部分（**c**）的组织病理学图像（HE 染色）。比较癌性和非癌性上皮显示，细胞的 N/C 比、角质化趋势和上皮下炎性细胞浸润程度存在差异。尽管血管直径明显不同，但在血管之间的上皮中未观察到红细胞。

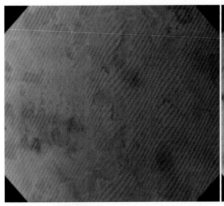
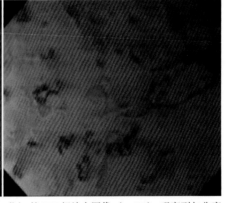

图3 非癌性部分（**a**）和癌性部分（**b**）的 NBI 超放大图像（×400）。观察到与非癌性部分相比，癌性部分中血管密度和直径增加。可以看到通过 IPCL 的红细胞图像，并且可以确认至少在与 IPCL 相同深度处在血管外部不存在红细胞。

血管。

用 HE 染色在病理组织学上比较癌组织部分和非癌组织部分，可以发现 N/C 比［nucleocytoplasmic ratio（核质比，译者注）］，细胞密度上皮角化趋势和上皮化的炎性细胞浸润存在差异（**图2**）。

但是，在 NBI 中观察到深褐色的原因尚不清楚。因此，当通过超放大内镜的 NBI 超放大

观察（约 400 倍）比较癌组织和非癌组织时，可以确认癌组织区域中血管的直径和密度增加（**图3**），但是血管间的背景上皮不存在红细胞。

作者认为，血红素是红细胞色调的组成部分，可能参与了在病变中变为 NBI 阳性的因子，并通过在癌组织和非癌组织中用抗 Hb 抗体进行免疫染色对其进行了检查。

HE 染色	抗 Hb 抗体免疫染色

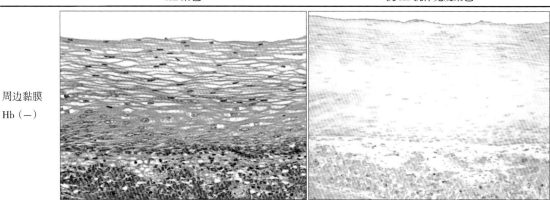

周边黏膜 Hb（−）

Hb（−）：显示与周围非癌组织上皮同等染色程度

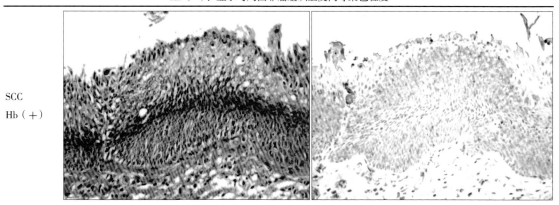

SCC Hb（＋）

Hb（＋）：显示与血管内的红细胞相同染色程度

图 4 HE 染色和抗 Hb 抗体免疫染色的比较。与血管中的红细胞染色相似的那些被称为 Hb 抗体阳性，其他被称为 Hb 抗体阴性。SCC：鳞状细胞癌。

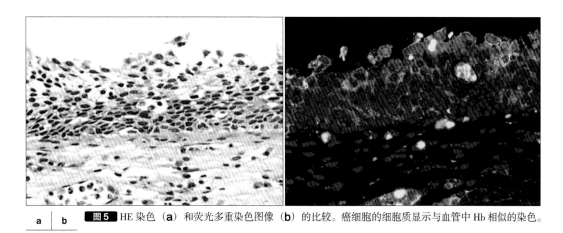

a | b　　**图 5** HE 染色（**a**）和荧光多重染色图像（**b**）的比较。癌细胞的细胞质显示与血管中 Hb 相似的染色。

（2）免疫染色结果

比较 HE 染色和抗 Hb 抗体免疫染色，将与血管中的红细胞染色程度相同的染色记为 Hb 抗体阳性，将其他染色记为 Hb 抗体阴性（**图 4**）。

图 5 展示了 IVBC 明显呈阳性的病变的 Hb 抗体的荧光多重染色图像。在认为是癌细胞的区域中，观察到显示 Hb 抗体阳性的染色（黄色），在病灶的其他区域也证实了类似的染色（**图 5b**）。

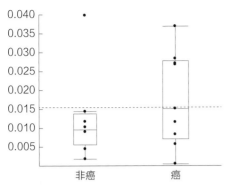

图6 癌性和非癌性活检组织中 Hbβ mRNA 的 RT-PCR。Hbβ mRNA 在癌组织中显著升高。

用抗 Hb 抗体进行免疫染色的结果证实，不仅血管中的红细胞包括血管本身，连其之外的癌细胞都被染色。这表明鳞状细胞癌细胞中可能存在某种形式的 Hb 或类似 Hb 的物质。

3. 研究Ⅲ：癌变和非癌变区域中 Hb mRNA 的表达

（1）癌细胞中存在 Hb

如果 Hb 存在于癌细胞中，则它可以在细胞内部合成或从外部吸收。我们（译者注）对癌细胞中是否存在 Hb 合成进行了免疫组织化学研究。

（2）mRNA 表达

通过 RT-PCR 和 ISH 检测与癌组织和周围非癌组织中球蛋白（Hbβ）合成相关的 mRNA 表达。

如**图6**所示，RT-PCR 在癌细胞中的表达明显高于在非癌组织中的表达。在 ISH 中，在癌细胞的细胞质中发现了 mRNA（**图7a**），并且在非癌细胞中几乎没有发现表达（**图7b**）。这些结果表明癌细胞可能正在产生 Hb 或类似 Hb 的物质。

讨论

由于包括诸如 NBI 和 FICE［flexble spectrial image（柔性光谱成像色彩增强，译者注）］之类的图像增强系统在内镜设备的进步，诊断咽部食管鳞状细胞区域早期癌症的能力得到了显著提高。但是，只有淡淡的发红才能正确判别早期的病变和炎症性的变化，这对经验丰富的内镜医生来讲也很困难。

在 NBI 观察过程中，发现了褐色 BA，并进行了详细观察以区分癌症和非癌症。作者报告，BA 中背景上皮的颜色与褐色（IVBC 阳性）和癌症的颜色变化之间存在显著相关性，但颜色变化的原因尚不清楚。Kanzaki 等报告了 IVBC 的存在与病理学发现之间的关系，以及由于癌细胞的增殖而导致的角质层增厚和上皮变薄之间的关系。

在这项研究中，我们认为 NBI 是一种强调

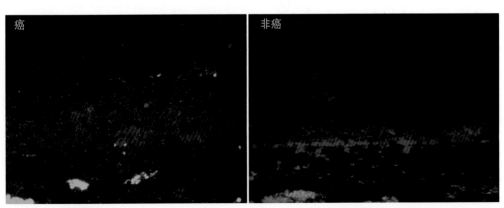

a | b **图7** Hbβ ISH 荧光多重染色图像。在 4 个 IVBC 阳性和 1 个阴性病例中，进行了 ISH 定位 mRNA 通过检查在癌组织（**a**）的血管外癌细胞，观察到 Hbβ mRNA 的表达，但在非癌组织部位几乎没有观察到表达（**b**）。绿色：Hbβ；蓝色：细胞核。

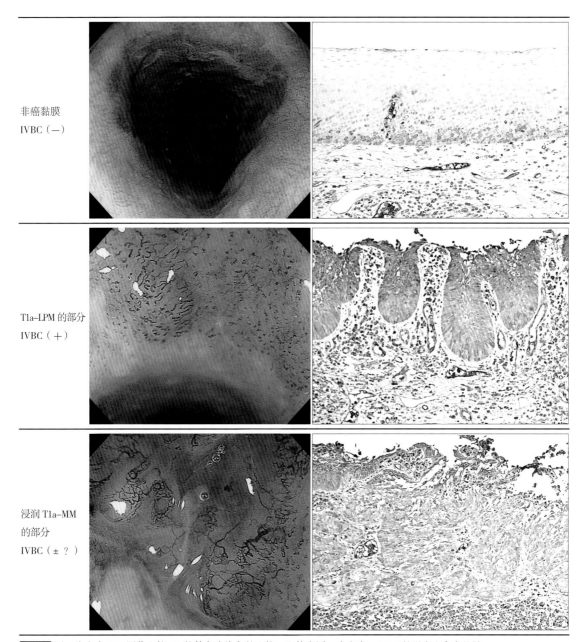

非癌黏膜
IVBC（－）

T1a–LPM 的部分
IVBC（＋）

浸润 T1a–MM
的部分
IVBC（±？）

图8 同一病变中 NBI 图像和抗 Hb 抗体免疫染色的比较。即使在同一病变内，IVBC 的强度也存在差异。

并观察 Hb 含量差异的图像增强技术，并考虑了 Hb 可能存在于血管之外的可能性。免疫组织化学研究表明，Hb 或类似物质存在于细胞质而不是癌细胞核中，并且它们更有可能是在癌细胞中产生的。

此外，在同一病变中可以看到 IVBC 对比（**图8**）。深层浸润部分（T1a–MM）和浅层均匀

部分（T1a–LPM）之间的抗 Hb 抗体染色存在差异（**图8**）。从 RT–PCR 的结果来看，非癌性部分的 mRNA 量几乎是恒定的，但癌性部分之间的差异很大，即使在同一病变中，细胞特性也存在差异，这可能与 IVBC 的强度有关。这些被认为是支持 Hb 和 IVBC 之间关系的结果。

有报道指出 Hb 可以在头颈部区域的鳞状细

胞癌中表现，还有报道称可以发现 Hbα 和 Hbβ 在正常神经内分泌细胞的一部分中表现。关于 Hb 存在于癌细胞中的原因及其意义尚不清楚，尚待进一步阐明。

结语

IVBC 对鉴别咽食管区域的早期癌症具有重要意义，但其意义和成因有很多不清楚的地方，有待于今后进一步研究。

参考文献

[1] Arima M，Tada M，Arima H. Evaluation of microvascular patterns of superficial esophageal cancers by magnifying endoscopy. Esophagus 2：191-197，2005.

[2] Inoue H. Magnifi cation endoscopy in the esophagus and stomach. Dig Endosc 13(Suppl 1)：S40-41，2001.

[3] 小山恒男，門馬久美子，幕内博康，他. 食管表在癌の拡大内視鏡分類. 第 65 回日本食管学会学術集会抄録集. p 143，2011.

[4] Muto M，Minashi K，Yano T，et al. Early detection of superficial squamous cell carcinoma in the head and neck region and esophagus by narrow band imaging：a multicenter randomized controlled trial. J Clin Oncol 28：1566-1572，201.

[5] Minami H，Inoue H，Ikeda H，et al. Usefulness of background coloration in detection of esophago-pharyngeal lesions using NBI magnification. Gastroenterol Res Pract 2012：529782，2012.

[6] Minami H，Isomoto H，Nakayama T，et al. Education and imaging. Gastrointestinal：background coloration in detecting early esophageal squamous cell carcinoma. J Gastroenterol Hepatol 28：1799，2013.

[7] Minami H，Isomoto H，Nakayama T，et al. Background coloration of squamous epithelium in esophago-pharyngeal squamous cell carcinoma：what causes the color change? PLoS One 9e85553，2014.

[8] Minami H，Isomoto H，Inoue H，et al. Signifi cance of background coloration in endoscopic detection of early esophageal squamous cell carcinoma. Digestion 89：6-11，2014.

[9] Kanzaki H，Ishihara R，Ohta T，et al. Randomized study of two endo-knives for endoscopic submucosal dissection of esophageal cancer. Am J Gastroenterol 108：1293-1298，2013.

[10] Minami H，Isomoto H，Nakayama T，et al. Background coloration of squamous epithelium in esophago-pharyngeal squamous cell carcinoma：what causes the color change? PLoS One 9：e85553，2014.

[11] Minami H，Isomoto H，Inoue H，et al. Signifi cance of background coloration in endoscopic detection of early esophageal squamous cell carcinoma. Digestion 89：6-11，2014.

[12] Roesch-Ely M，Nees M，Karsai S，et al. Proteomic analysis reveals successive aberrations in protein expression from healthy mucosa to invasive head and neck cancer. Oncogene 26：54-64，2007.

[13] Zhang L，Hu S，Korteweg C，et al. Expression of immunoglobulin G in esophageal squamous cell carcinomas and its association with tumor grade and Ki67. Hum Pathol 43：423-434，2012.

Summary

Diagnostic Impact of IVBC

Hitomi Minami[1]，Hajime Isomoto，
Naoyuki Yamaguchi，Ken Ohnita，
Fuminao Takeshima，Kazuhiko Nakao，
Haruhiro Inoue[2]

Early diagnosis of squamous cell carcinoma in the head and neck region has drastically improved by the introduction of NBI(narrow band imaging) technology. Detecting slightly brown-colored area with NBI is the first step in detecting early changes in carcinomas. We previously investigated the relevant cause of this color change and possibility of existence of hemoglobin or similar substances within the cancer cells. Here we describe the results of the current study with possible causes of browning.

[1] Department of Gastroenterology and Hepatology，Nagasaki University Hospital，Nagasaki，Japan.

[2] Digestive Diseases Center，Showa University Koto Toyosu Hospital，Tok.

上皮下毛细血管网（SECN）的意义

熊谷 洋一[1]

天野 邦彦

铃木 兴秀

石亩 亨

村松 俊辅

幡野 哲

伊藤 彻哉

近范 泰

牟田 优

山本 梓

近谷 贤一

福地 稔

石桥 敬一郎

川田 研郎[2]

持木 雕人[1]

石田 秀行

概述 ● SECN（sub-epithelial capillary network，上皮下毛细血管网）是位于食管分层鳞状上皮细胞正下方的细小毛细管网络，其末梢毛细血管与 IPCL（intra-papillary capillary loop，上皮内乳头状毛细血管环）一起供入上皮。在 M1 和 M2 癌症中，黏膜固有层中的 SECN 会增多，从而导致背景变色。通过免疫染色，例如 CD31，与正常部分相比，癌变部分固有层的微血管密度显著增加。癌症相关巨噬细胞侵犯固有层所分泌的血管生成因子参与了 SECN 的生长。

关键词 　sub-epithelial capillary network 　血管新生 　食管癌 narrow band imaging 　endocytoscopy system

[1] 埼玉医科大学综合医疗中心消化管·一般外科 　〒 350-8550 川越市鸭田 1981
　　E-mail: kuma7srgl@gmail.com
[2] 东京医科齿科大学食管外科

前言

毋庸多言，血管可以供养组织。氧气是通过毛细血管供应的，而废物则通过毛细血管被排泄出去，因此组织得以维持，细胞可以分裂并增殖。这也适用于食管的分层鳞状上皮。

目前，我们能够使用放大内镜观察到上皮的毛细血管，并且我们将放大内镜检查结果作为诊断组织学和浸润的工具。不过基于血管的形态和厚度，在多大程度上可以进行组织诊断和浸润深度诊断是令人疑惑的。由氧气需求和组织形态诱导的血管，其形态不调节组织和穿透深度。血管的形态仅仅是组织结构的"影子"。首先，我们必须了解正常的分层鳞状上皮供血的微血管网络的合理性，如果我们不考虑浅表癌的血管形态的后续变化，我们就不能说充分理解放大内镜检查结果。

作者已经从血管生成的角度研究并考虑了从正常癌到浸润癌的血管形态变化。然后，发现 IPCL［intra-papillary capillary loop（上皮内乳头状毛细血管环，译者注）］、SECN［sub-epithelial capillary network（上皮下毛细血管网，译者注）］在供给正常分层鳞状上皮的血管中也起着重要作用。此外，癌症中微血管结构的变化可以支

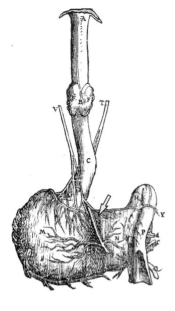

图1 最初的供给食管营养的血管图解〔Andreas Vesalius，*Fabrica*，1543年，国立国会图书馆收藏〕。显像为从左胃动脉和静脉（黄色箭头）分支的粗动脉和静脉。〔Andreas Vesalius，Fabrica and Epitome YP51-B417，p367，1543中转载〕

持放大内镜检查的发现，例如背景色。本文从组织学结构和血管生成的角度研究了正常食管上皮和食管鳞状细胞癌的微血管结构。

正常食管的血管的研究历史

最早描述食管的人是文艺复兴时期的解剖学大师安德烈亚斯·维萨留斯（Andreas Vesalius）（**图1**）。在他的著作《构造》（*Fabrica*，1543年）〔该书全名为《人体的构造》（*De humani corporis fabrica*），译者注〕中，绘制出了一条从左胃动脉至食管下端分支的粗血管，但这在解剖学上是否正确是存疑的。之后，Bartholin（1673年）、Kegarius（1934年）等主要从食管静脉瘤的角度研究控制食管的血管。另外，Butler等（1951年）提到了食管下栅栏状血管网络。尽管有上皮下静脉神经丛的描述，但这是不够的，因为其仅从HE染色的标本中考虑。Carvalho等（1966年）对食管下部的栅状血管网络进行了详细观察，并报告了栅状血管的网络分支、运行及存在于黏膜固有层中的情况等。但是，他们尚未发现IPCL和SECN。

放大内镜观察正常食管黏膜

Inoue等于1996年首次报道了用放大内镜观察正常食管，方法是用120倍放大内镜观察食管黏膜。他们发现了一个朝向上皮表面的环形毛细血管，并将其命名为IPCL。作者通过从切除的食管癌标本的食管动脉中注入微量微粒，并用实体显微镜对其进行观察来证实IPCL，报告了从树枝状血管网进行4次分支到达IPCL（**图2a**）。注射自食管的固有动脉开始，外膜中的静脉也被填充，因此从理论上讲所有血管都是充满填充物的。在这里产生了疑问，在固有黏膜层到黏膜下层的范围内存在的血管，哪部分是动脉？从哪部分起是静脉？

给出这个答案的是可以放大观察到380倍的终端位置范围。对口腔黏膜的观察表明，血液从IPCL流出到粗血管（食管中的树突状血管），并且与之相伴，可以看到一条细动脉（**图2b**）。因此，可以认为在食管中观察到的树突状血管网络是静脉，而动脉是分开存在的。用内镜观察正常的食管黏膜，发现除了树突状网络外，还有毛细血管在上皮正下方形成了1个精细的网络，IPCL从这一点开始分支。作者将其命名为上皮下毛细血管网（SECN）（**图2c，d**）。也可以使用当前NBI〔narrow band imaging（窄带成像，译者注）〕的80×放大内镜观察到这一点（**图2e**）。作者认为IPCL和SECN是动脉系统，因为它们是向上皮供应氧气的毛细管。当血管内皮用CD31免疫染色时，可在乳头状上皮中观察到与IPCL相对应的血管（**图2f**）。

SECN对应于上皮正下方的基底层一侧存在的细毛细管。该SECN最初从基底层侧向鳞状上皮供应氧气等。然而，据报道毛细管中的氧扩散距离为100～200μm。如果氧气不能扩散到上皮表面，则切断乳头状上皮，使毛细血管（IPCL）侵入向表面层提供氧气。另外，在正常的食管黏膜中，IPCL以约100μm的间隔排列。考虑到氧气在毛细管的扩散距离，这种排列是合理的。从放大内镜检查的结果来看，认为IPCL和SECN一起

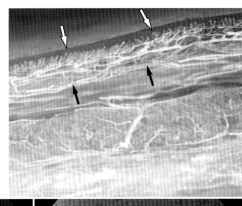

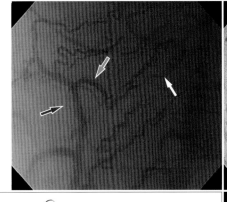
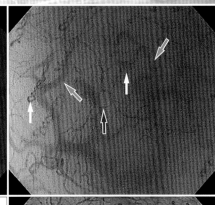

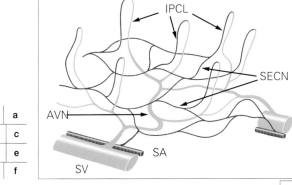
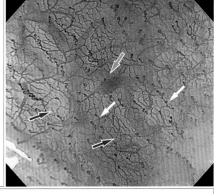

图2

a 注入了血管造影剂的正常食管黏膜（截面图）。在黏膜肌层的上方和下方可观察到树枝状血管网（黑色箭头），并且在上皮表面可观察到IPCL（白色箭头）。

〔转载自 Kumagai Y，et al. Magnifying endoscopy，stereoscopic microscopy and the microvascular architecture of superficial esophageal carcinoma. Endoscopy 34：369–375，2002〕

b 在GIF–Y0002观察到的口腔黏膜。观察到IPCL（白色箭头）和连续动脉（红色箭头）和静脉（蓝色箭头）。

c 用GIF–Y0002观察到正常的食管黏膜。观察到IPCL（白色箭头）、SECN（红色箭头）和树枝状血管网（蓝色箭头）。

d 正常食管黏膜的血管网络图解。

IPCL：intra–papillary capillary loop；AVN：arborescent vascular network；SECN：sub–epithelial capillary network；SA：submucosal artery；SV：submucosal vein.

〔转载自 Kumagai Y，et al. Prospective replacement of magnifying endoscopy by a newly developed endocytoscope，the "GIF–Y0002"．Dis Esophagus 23：627–632，2010〕

e 放大内镜观察到的正常食管黏膜（×80）。白色箭头：IPCL；红色箭头：SECN；蓝色箭头：树枝状血管网。

f CD31染色的正常食管黏膜。黑色箭头：IPCL；红色箭头：SECN。

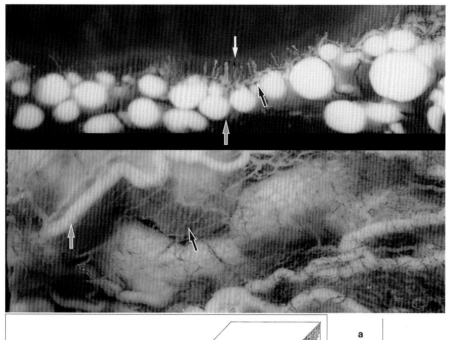

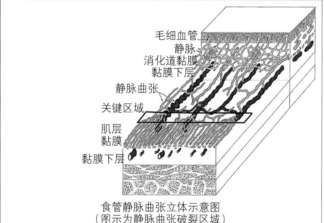

食管静脉曲张立体示意图
（图示为静脉曲张破裂区域）

毛细血管
静脉
消化道黏膜
黏膜下层
静脉曲张
关键区域
肌层
黏膜
黏膜下层

a
b

图3

a 注射了含明胶的钡剂的静脉瘤标本，在静脉瘤（蓝色箭头）上可观察到垂直于 SECN（红色箭头）延伸的 IPCL（白色箭头）。上：截面图像；下：黏膜表面图像。

b 食管栅栏状血管的 IPCL 图像，显像为 IPCL、SECN（记载为 venule）

〔Noda T. Angioarchitectual study of the esophageal varices, with special reference to variceal rupture. Virchows Arch APathol Anat Hostopathol 404：381–392，1984. 承蒙野田岳水老师的好意〕

供给鳞状上皮。

静脉瘤研究

在 10 年前，通过放大内镜检查报告食管黏膜的血管结构时，Noda 已成功地从静脉瘤研究中勾勒出 IPCL 和 SECN。在该报告中，登载了通过向左胃静脉注射含钡的明胶与微量注射标本相似的图像。在 Noda 的研究中，因为填充剂是通过静脉注入的，SECN 和 IPCL 被解释为静脉。Noda 的论文将 SECN 和 IPCL 描述为"上皮下静脉丛，（SECN）位于固有层静脉上方，而小静脉

（IPCL）垂直于此"（**图3**）。

正常食管血管网络的电子显微镜观察

1991 年，Aharinejad 等用电子显微镜报道了整个消化道的微血管结构。尽管食管充满了 Mercox 并被观察到，但成功地绘制出了上皮下的毛细血管网络，并首次使用了术语上皮下毛细血管网络（sub-epithelial capillary network）。另外，尽管在人体标本中绘制 IPCL 并不成功，但豚鼠研究绘制出了朝向上皮的环状毛细血管，这被称

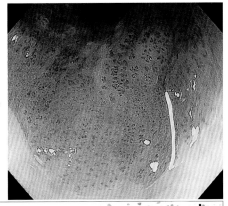

图4

a 放大观察到的 M1 型食管癌（×80）。可观察到 IPCL 的 4 个特征以及背景色。

b 注入血管造影剂的食管癌的实体显微镜图像。随着 IPCL 的扩张和延伸，可观察到 SECN 的高度增生，考虑是背景色的原因。

〔转载自 Kumagai Y，et al. Dynamism of tumour vasculature in the early phase of cancer progression：outcomes from oesophageal cancer research. Lancet Oncol 3：604–610, 2002〕

c 用 CD31 的食管癌 M2 的免疫染色图像。与**图 2f** 相比。可观察到 IPCL（黑色箭头）、SECN（红色箭头）的扩张和密集增生。

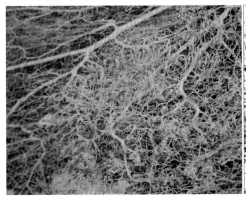
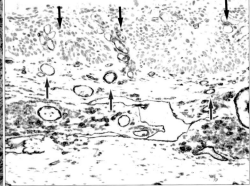

为"毛细血管裥"。

因此，放大内镜检查、电子显微镜检查和静脉瘤的研究表明，IPCL 和 SECN 是一组食管鳞状上皮的血管。

食管癌的微血管结构

在食管鳞状细胞癌的扩大内镜检查结果中，密切观察到 IPCL 样环状毛细血管，如"扩张、曲折、直径不等和形状不均匀"，并归类为 B1 型血管。此外，背景色也被认为是进行组织诊断的重要参考（**图 4a**）。几种因素被认为是形成背景色的原因，但 SECN 的增加是最重要的。在注射了血管造影剂的食管癌切除标本中，在食管癌区域观察到 SECN 的密集增殖，与食管癌 / 正常食管黏膜边界一致（**图 4b**）。Kuwano 等用Ⅷ因子相关抗原对浅表癌微血管进行了染色，并与正常食管黏膜区域进行了比较，据报道，在正常食管黏膜区域，食管癌正下方的黏膜固有层和相邻的黏膜下层的 MVD〔microvessel density（微血管密度，译者注）〕是增加的。对于用 CD34 和 CD105 免疫染色的结果，作者还指出，与正常食管黏膜区域的血管相比，食管癌部位固有层的血管显著增加（**图 4c**）。我们还发现 CD105 阳性肿瘤血管经常出现在炎症细胞浸润中，并且发现炎症细胞浸润程度越高，MVD 越大。在这些炎性细胞中，巨噬细胞（CD68 阳性单核细胞）与 MVD 之间存在显著相关性。

考虑到上述情况，与正常组织相比，食管癌细胞的需氧量增加。另外，癌细胞的抗原呈递引起炎性细胞浸润。这种炎性细胞浸润本来应该攻击癌细胞，但是通过主要在巨噬细胞中分泌血管生成因子，例如 VEGF（血管内皮生长因子）和 TP（胸苷磷酸化酶），可以分泌 IPCL 样微血管和 SECN，诱导形成可以观察到的血管形态（**图 5**）。

在浸润性癌症中，不存在诸如黏膜固有层

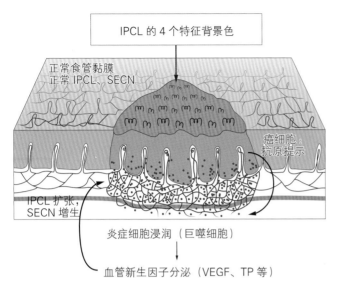

IPCL 的 4 个特征背景色

正常食管黏膜
正常 IPCL、SECN

癌细胞；
抗原提示

IPCL 扩张，
SECN 增生

炎症细胞浸润（巨噬细胞）

血管新生因子分泌（VEGF、TP 等）

图5 食管黏膜癌中血管形态形成的机制。

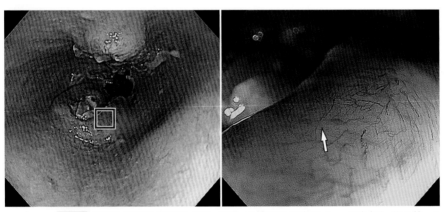

a | b

图6 发展为到肌层食管癌（T1b-SM3）边缘可见周隆起（**a**，红色框）的血管。**b** 中用白色箭头表示的粗血管可判断为 B3 型血管，但由于在浅层观察到 IPCL 和 SECN，因此，不判断为肿瘤血管，解释为树脂性血管（正常血管被肿瘤向上挤压）。对于这种血管的处理，目前尚无明确的方法，意见存在分歧。

和乳头状上皮之类的组织结构，并且由于在癌基质中存在血管，因此 B2 型血管和 B3 型血管不规则地复合并且表现为肿瘤血管的形态。虽然没有详细描述破坏这种组织结构和诱导肿瘤血管的机制，但是作者推测这是由于血管生成因子和血管生成抑制剂之间失去平衡而形成的。在这些晚期食管癌中的 SECN 观察意义不大，但是当肿瘤在浸润性癌的边缘侵入上皮下层时，黏膜固有层和黏膜下层的正常树突状血管就好像它们是 B2 型血管、B3 型血管一样可以观察到（**图6**）。如果在比这更浅层中观察到 IPCL 或 SECN，则可以解释为正常血管网络是从下方而不是 B2 型血管向上推动的。

结语

为了用放大内镜谈论食管癌的血管形态，对正常食管的微血管有充分的了解是基本的要求。此外，食管是所有器官中唯一可以通过放大内镜系统地检测从正常食管黏膜到浸润性癌的微血管结构变化的器官。因此，食管被认为是重要的器官，不仅用于诊断浸润深度，而且对于检出癌症发展过程中的血管生成也很重要。

致谢

我们要感谢内田和胃肠病诊所的Takemizu Noda博士、Kazumioka博士，他们为我们提供了撰写本文的宝贵材料。

参考文献

[1] Oyama T，Inoue H，Arima M，et al. Prediction of the invasion depth of superficial squamous cell carcinoma based on microvessel morphology：magnifying endoscopic classification of the Japan Esophageal Society. Esophagus 14：105-112，2017.

[2] Kumagai Y，Toi M，Inoue H. Dynamism of tumour vasculature in the early phase of cancer progression：outcomes from oesophageal cancer research. Lancet Oncol 3：604-610，2002.

[3] Kumagai Y，Kawada K，Yamazaki S，et al. Prospective replacement of magnifying endoscopy by a newly developed endocytoscope, the "GIF-Y0002". Dis Esophagus 23：627-632，2010.

[4] Inoue H，Honda T，Yoshida T，et al. Ultra-high magnification endoscopy of the normal esophageal mucosa. Dig Endosc 2：134-138，1996.

[5] Kumagai Y，Inoue H，Nagai K，et al. Magnifying endoscopy, stereoscopic microscopy and the microvascular architecture of superficial esophageal carcinoma. Endoscopy 34：369-375，2002.

[6] Noda T. Angioarchitectual study of the esophageal varices，with special reference to variceal rupture. Virchows Arch A Pathol Anat Hostopathol 404：381-392，1984.

[7] Aharinejad S，Lametschwandtner A，Franz P，et al. The vascularization of the digestive tract studied by scanning electron microscopy with special emphasis on the teeth，esophagus，stomach，small and large intestine，pancreas，and liver. Scanning Microsc 5：811-849，1991.

[8] Minami H，Inoue H，Ikeda H，et al. Usefulness of background coloration in detection of esophago-pharyngeal lesions using NBI magnification. Gastroenterol Res Pract 2012：529782，2012.

[9] Kanzaki H，Ishihara R，Ishiguro S，et al. Histological features responsible for brownish epithelium in squamous neoplasia of the esophagus by narrow band imaging. J Gastroenterol Hepatol 28：274-278，2013.

[10] Kumagai Y，Sobajima J，Higashi M，et al. Angiogenesis in superficial esophageal squamous cell carcinoma：Assessment of microvessel density based on immunostaining for CD34 and CD105. Jpn J Clin Oncol 44：526-533，2014.

[11] Kumagai Y，Sobajima J，Higashi M，et al. Tumor-associated macrophages and angiogenesis in early stage esophageal squamous cell carcinoma. Esophagus 13：245-253，2016.

[12] Kuwano H，Sonoda K，Yasuda M，et al. Tumor invasion and angiogenesis in early esophageal squamous cell carcinoma. J Surg Oncol 65：188-193，1997.

Summary

Sub-epithelial Capillary Network of the Esophageal Mucosa Observed by Magnifying Endoscopy

Youichi Kumagai[1]，Kunihiko Amano，
Okihide Suzuki，Toru Ishiguro，
Shunsuke Muramatsu，Satoshi Hatano，
Tetsuya Ito，Noriyasu Chika，
Yu Muta，Azusa Yamamoto，
Kenichi Chikatani，Minoru Fukuchi，
Kei-Ichiro Ishibashi，Kenro Kawada[2]，
Erito Mochiki[1]，Hideyuki Ishida

SECN（subepithelial capillary network）is a thin capillary network that exists just beneath the basal layer of the squamous epithelium. Both the SECN and intra-papillary capillary loop are terminal capillaries of the squamous epithelium；they supply oxygen to the surface of the squamous epithelium. In M1 and M2 cancer，the "background coloration"，color of the background epithelium of cancerous lesions，is relatively darker compared to that of the normal squamous epithelium. The change in the background coloration is primarily attributed to an increase and thickening of the SECN beneath the cancerous epithelium because the MVD（microvessel density）of cancerous lesions is significantly higher than that of the adjacent normal squamous epithelium. The angiogenic factors released from tumor-associated macrophages that invade into the lamina propria mucosae are known to induce an increase in the SECN.

[1] Department of Digestive Tract and General Surgery，Saitama Medical Center，Saitama Medical University，Kawagoe，Japan.
[2] Department of Esophageal Surgery，Tokyo Medical and Dental University，Tok.

从食管黏膜癌的浸润深度诊断来看 B2 型血管的意义

竹内 学[1, 2]

森由理[2]

桥本 哲

味冈 洋一[3]

寺井 崇二[2]

概述 ● 日本食管学会于 2011 年对放大内镜进行了分类，该分类在临床上的应用现在已广泛普及。它对 B1 型血管和 B3 型血管的诊断准确度很高。而 B2 型血管的病变广泛存在于浸润深度为 T1a-LPM ~ T1b-SM2 的（区域），特别是表现为 T1b-SM2 癌症的病变所占比例很高，并且诊断不足的病例很多。因此，我们着眼于 B2 型血管的区域性，详细研究了其长径与浸润深度之间的相关性。T1b-SM2 癌中 B2 型血管区域的长径中间值为 10mm，比 T1a-LPM 癌（5mm）、T1a-MM/T1b-SM1 癌（4mm）大，这是有意义的研究结果。而且，很多机构的研究中将 B2 型血管区域分类为仅由 B2 型血管构成的单纯型以及除了 B1 型血管也混杂存在其他类型的混合型血管。研究结果也表明，单纯型中 T1b-SM2 癌的 B2 型血管区域长径也比 T1a-LPM 癌和 T1a-MM/T1b-SM1 癌大。今后，为了提高 B2 型血管的诊断准确度，诊断时参考区域性可能会有帮助。

关键词　日本食管学会放大内镜分类　B2 型血管　食管癌　浸润深度

[1] 长冈红十字医院消化器官内科　〒940-2085 长冈市千秋 2 号街道 297-1　　E-mail: yasuzuka2000@yahoo.co.jp
[2] 新潟大学研究生学院医科牙科综合研究科消化器官内科学领域
[3] 新潟大学研究生学院医科牙科综合研究科分子·诊断病理学领域

前言

在食管鳞状上皮的放大内镜诊断方面，通过 Inoue 等和 Arima 等的高水平的研究，以放大内镜观察可辨别的血管图像的不同为依据，对癌症、非癌症进行鉴别，并且应用在浸润深度诊断方面，现已广为人知。2011 年，日本食管学会很多做内镜检查的医生以前述的 2 个分类为基础，制定了使用简便的《日本食管学会放大内镜分类》（以下称为《日本食管学会分类》）。

这个分类要研究的课题是，根据 B1 型血管进行的对浸润深度的正确诊断率高，而根据 B2 型血管进行诊断准确度低。以前本科室报告的研究成果是 B1 型血管的正确诊断率为 97.4%，B3 型血管的正确诊断率为 91.7%，两者的正确诊断率均超过了 90%，特异度高。而 B2 型血管的正确诊断率为 70% 左右，虽然与之前的普通观察相比有较高的提升，但是今后如何提高 B2 型血管的正确诊断率是一个研究课题。其他机构的研究也表明，B2 型血管对浸润深度的正确诊断率约 60%，敏感度约为 70%，这绝不是令人满意的结果。为了提高这些血管的诊断准确度，有必要对 B2 型血管进行再次研究，并重新思考 B2 型血管的定义及使用 B2 型血管区域作为参考的诊断学，这有可能成为解决问题的突破口。

因此，本文首先以本科室根据日本食管学会分类进行的前瞻性研究的数据为基础，着眼于 B2 型血管的区域性，探讨了为了提高正确诊断率需要如何进行改善（研究 1）。此外，通过搜集在多个机构进行的问卷调查，回顾性研究分析了根据 B2 型血管领域的长径进行浸润深度诊断的正确诊断率（研究 2）。

研究 1：B2 型血管区域性

1. 研究对象

不算在过去 4 年 6 个月期间本科室实施 ESD［endoscopic submuucosal dissection（内镜下黏膜下剥离术，译者注）］的病例，和进行了化疗或放疗后有残留、出现复发的病例，以及异时性多发病变的病例，其余 340 例食管黏膜鳞状上皮癌的 427 种病变中，以血管异型性最为严重的区域中呈现出 B2 型血管的 64 例 66 种病变作为研究的对象。

2. 方法

在 NBI［narrow band imaging（窄带成像，译者注）］放大观察时，将血管形态变化为 B2 型血管的部分设定为重点观察区域。为了正确对比重点观察区域和切除后的病理组织成像，在 B2 型血管区域最大长径两端的 2 个点进行烧灼标记作为记号。在切除标本时，为使记号可以显示在载玻片上，选择在标记的附近切开，标本整体以 2~3mm 间隔切下，并进行病理组织学的研究。参考切除后标记的 2 个点来测量 B2 型血管区域的长径，研究重点观察区域的病理学浸润深度的诊断及各种病理学因素。

3. 病例

举出具体病例如下。

［**病例 1**］B2 型血管区域长径 4mm，浸润深度 T1a-MM（**图 1**）。

可观察到在胸腔中部食管（Mt）右壁有区域性的 BA［brownish area（褐色区域，译者注）］

（**图 1a**）。NBI 放大观察成像可见，整体上存在不形成乳头结构且横向走行的 B2 型血管（**图 1b**）。NBI 观察成像（**图 1c**）以及碘染色成像（**图 1d**）可确认 2 个标记夹着该区域。在切除标本实体显微镜成像中确认了 2 个点（A 和 B），B2 型血管区域为 4mm（**图 1e**）。在同一部位的病理组织成像中，可见癌形成了细胞巢，是浸润到黏膜肌层的 T1a-MM（**图 1f**）。

［**病例 2**］B2 型血管区域长径 12mm，浸润深度 T1b-SM2（**图 2**）。

可观察到 Mt 右壁有直径为 12mm 大的轻度发红的隆起性病变（**图 2a**）。NBI 放大观察成像中可见贯穿于整个病变部位的不形成回路且不整齐的 B2 型血管（**图 2b**），在病变两端进行了标记（**图 2c**）。切除标本实体显微镜图像中可确认标记的 2 点，以此为依据测定 B2 型血管区域为 12mm（**图 2d**）。在病理组织成像中，癌组织已超过黏膜肌层，向黏膜下层深处浸润（**图 2e，f**）。

［**病例 3**］B2 型血管区域长径 15mm，浸润深度 T1b-SM2（**图 3**）。

在 Mt 中可观察到直径 25mm 大小发红的凹陷性病变，呈现有区域的 BA（**图 3a，b**）。NBI 放大观察成像可见在病变右半部分的区域存在细小的碎片型的 B2 型血管（**图 3c**）。切除标本实体显微镜成像与内镜成像对比后 B2 型血管区域为 15mm（**图 3d**）。病理组织成像中细小的癌细胞巢超过了黏膜肌层，向黏膜下层浸润很深（**图 3e，f**）。

4. 结果

（1）临床病理学影响因素（**表 1**）

男性 55 例、女性 9 例，男性较多，年龄中间值（范围）为 70 岁（37~91 岁）。主要的肉眼类型有 37 例 0-Ⅱc 型，为最多，其次是 25 例 0-Ⅱa 型，0-Ⅱb 型和 0-Ⅰ 型趋向于数量极少。病变最多的是主要局部存在于 Mt 区域的 38 例病变，其次是 Lt 区域的 23 例病变。但是 Ce-Ut 区域的病变少。肿瘤直径中间值（范围）为 30mm（3~90mm），肿瘤直径数值趋向于较大。

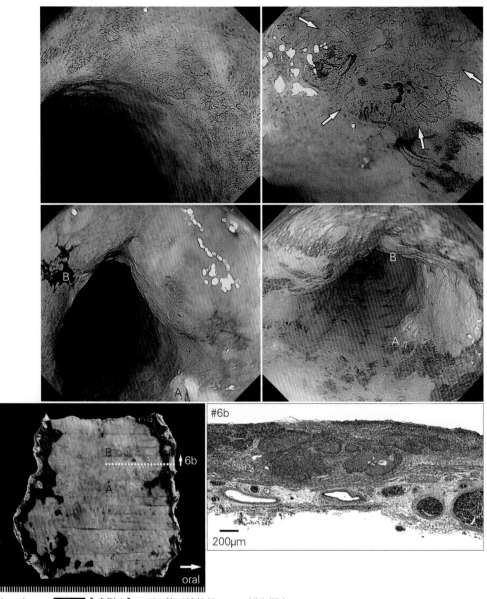

图1 [病例1]B2型血管区域长径4mm，浸润深度T1a-MM。

a NBI观察成像。可观察到Mt右壁存在有区域性的BA。

b NBI放大观察成像。可观察到整体有不形成乳头结构且横向走行的B2型血管（箭头所指）。

c, d NBI观察成像以及碘染色成像。可确认夹着这个区域的标记的2个点（A和B）。

e 切除标本的实体显微镜成像。可确认2个点（A和B），B2型血管区域是4mm（白色虚线是切割线）。

f 切片6b的病理组织成像。癌形成细胞巢，浸润到黏膜肌层T1a-MM。

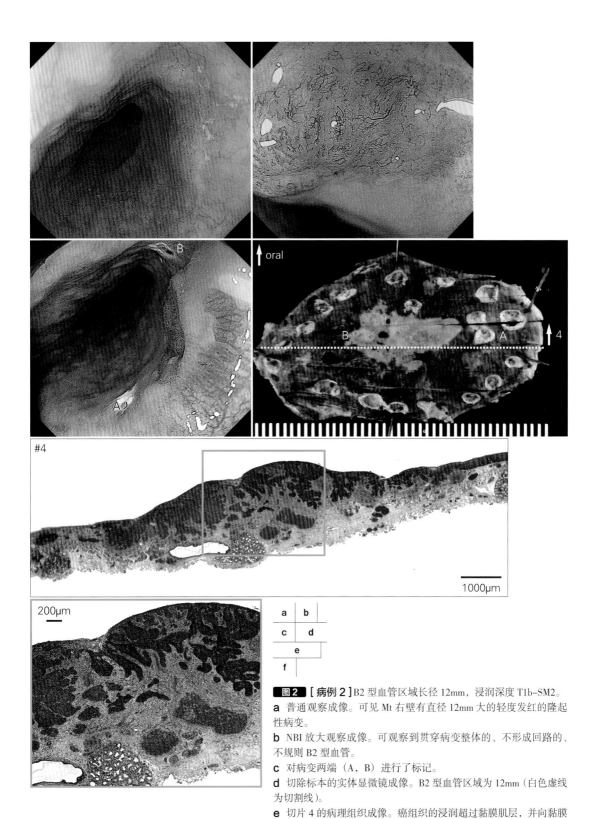

a	b
c	d
e	
f	

图2 [病例 2] B2 型血管区域长径 12mm，浸润深度 T1b-SM2。

a 普通观察成像。可见 Mt 右壁有直径 12mm 大的轻度发红的隆起性病变。

b NBI 放大观察成像。可观察到贯穿病变整体的、不形成回路的、不规则 B2 型血管。

c 对病变两端（A，B）进行了标记。

d 切除标本的实体显微镜成像。B2 型血管区域为 12mm（白色虚线为切割线）。

e 切片 4 的病理组织成像。癌组织的浸润超过黏膜肌层，并向黏膜下层深处浸润。

f e 的蓝色框部分为放大成像。

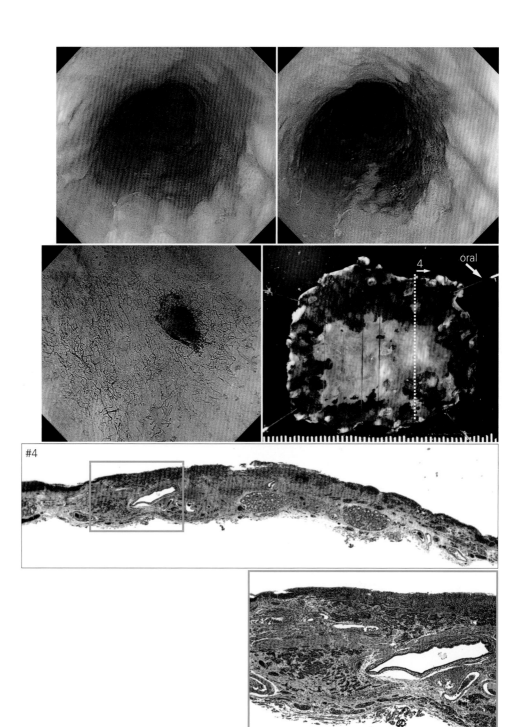

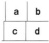

图3 [病例3]B2型血管区域长径15mm，浸润深度T1b-SM2。

a，b 普通观察以及NBI观察成像。可观察到Mt上直径25mm大的、发红的凹陷性病变。呈现有区域的BA。

c NBI放大观察成像。可观察到病变右半部分的区域里有细小的、碎片状的B2型血管。

d 切除标本实体显微镜成像。B2型血管区域是15mm（白色虚线是切割线）。

e 切片4的病理组织成像。细小的癌细胞巢超过黏膜肌层，并向黏膜下层浸润很深。

f e的蓝色框部位放大成像。

表1 [研究1] 临床病理学影响因素

	64 例的 66 处病变
性别（男：女）	55：9
年龄均值（范围）	70 岁（37～91 岁）
肉眼型（0–IIa：0–IIb：0–IIc：0–Is）	25：1：37：3
局部（Ce：Ut：Mt：Lt）	2：3：38：23
肿瘤直径均值（范围）	30mm（3～90mm）
病理学浸润深度 （T1a–LPM：T1a–MM/T1b–SM1：T1b–SM2）	7：40：19
血管浸润（ly，v）（＋：－）	24：42
浸润类型（INF）（a：b：c）	31：27：8

INF：浸润类型（infiltration type）。

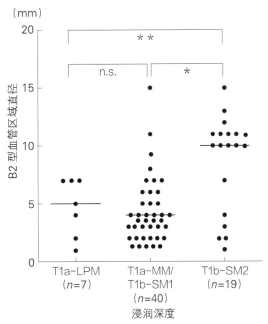

图4 [研究1] B2 型血管区域长径和浸润深度相关内容。
*：$P=0.001$，**：$P=0.025$，n.s.＝无明显差异。

表2 [研究2] B2 型血管区域直径和病理学所见相关的 B2 型血管区域直径

	B2 血管区域直径		P 值
	< 10mm (n = 51)	≥ 10mm (n = 15)	
肿瘤直径 (< 50mm：≥ 50mm)	43：8	12：3	0.7025
肿瘤厚度 (< 1000μm：≥ 1000μm)	27：24	5：10	0.2974
黏膜筋层的浸润程度 (< 4000μm：≥ 4000μm)	48：3	2：13	< 0.001
肿瘤分化度 (well：mod：poor)	27：21：3	5：8：2	0.6466
浸润类型（INF）(a：b：c)	26：21：4	5：6：4	0.5852
血管浸润（ly，v）（＋：－）	15：36	9：6	0.0629

INF：浸润类型（infiltration type）。

重点观察区域的最深浸润深度为 T1a–MM/T1b–SM1 的有 40 例病变，正确诊断率为 60.6%（40/66）。而过度诊断的 T1a–LPM 病变为 7 例，诊断不足的 T1b–SM2 病变为 19 例，误诊的多为呈现 B2 型血管并向黏膜下层浸润的病变。另外，脉管侵袭呈阳性的 24 例病变中可见淋巴管侵袭，不存在静脉侵袭。浸润方式上以 INFa 和

INFb 较多，分别为 31 例和 27 例，INFc 浸润仅有 8 例。

（2）B2 型血管区域长径及浸润深度相关的内容
（图4）

横轴表示浸润深度，纵轴表示 B2 型血管区域长径，T1a–LPM 的 7 例病变长径的中间值（范围）为 5mm（1～7mm），T1a–MM/T1b–SM1 的 40

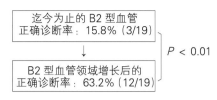

迄今为止的 B2 型血管
正确诊断率：15.8%（3/19）

↓ ⎱ $P < 0.01$

B2 型血管领域增长后的
正确诊断率：63.2%（12/19）

图 5 **[研究 1]** 根据 B2 型血管区域进行的 T1b-SM2 癌诊断。

表 3 **[研究 2]** 参加问卷调查的机构（8 个机构）

1. 福冈大学筑紫医院	13 例
2. 大阪国际癌症中心	20 例
3. 东京慈惠会医科大学	49 例
4. 埼玉县立癌症中心	27 例
5. 佐久医疗中心	9 例
6. 都立驹医院癌症感染症中心	5 例
7. 东京医科齿科大学医学部附属医院	45 例
8. 新潟大学医学牙科综合医院	66 例

例病长径中间值（范围）为 4mm（2～15mm），但 T1b-SM2 的 19 病变长径中间值（范围）为 10mm（2～15mm）。结论为 T1b-SM2 癌的长径同 T1a-LPM 和 T1a-MM/T1b-SM1 癌相比较大，这一点是有意义的。另外，根据 ROC 曲线〔receiver operating characteristic curve（受试者工作特征曲线，译者注）〕分析，区分 T1a-MM/T1b-MIM1 癌和 T1b-SM2 癌的 B2 型血管区域长径值为 7mm。

（3）B2 型血管区域长径和病理学所见及其相关内容 **（表 2）**

根据 B2 型血管区域长径分为 51 例 < 10mm 的病变和 15 例 ≥ 10mm 的病变 2 组，对各自病理学因素及其相关内容进行了单变量分析。癌组织直径 ≥ 50mm 和 < 50mm 的 2 组没有区别，且将癌组织厚度按 1000μm 标准划分的 2 组之间没有显著差别。此外，在癌细胞的分化程度、浸润方式和脉管侵袭上也是同样的结果。

但是测量癌组织接触到黏膜肌层的深度或浸润的深度后，长径 < 10mm 的有 94.1%（48/51）是 < 4000μm 的，相反长径 ≥ 10mm 的有 86.7%（13/15）是向黏膜肌层的浸润深度 > 4000μm 的，B2 型血管区域的长径 > 10mm 的话，癌组织在黏膜肌层的浸润深度较深，这一点是有意义的。

（4）根据 B2 型血管区域进行 T1b-SM2 癌诊断 **（图 5）**

在本研究的病例中，呈现 B2 型血管的 T1b-SM2 的 19 种病变中，有 3 种病变呈 AVA（avasculare area）-large，因此迄今为止，以日本食管学会分类为依据的诊断中，正确诊断率为

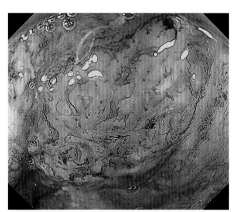

图 6 **[研究 2]** B1 型血管和 B2 型血管混杂存在的混合型血管。

15.8%（3/19）。若将 B2 型血管领域长径 ≥ 10mm 的 9 种病变诊断为 T1b-SM2，正确诊断率提高到 63.2%（12/19），这一点是有意义的。

研究 2：多家机构对 B2 型血管区域长径进行的研究

1. 研究对象和研究方法

在 2017 年 1 月召开的第 76 届食管色素研究会上，包括作者所在医院在内，全日本共 8 个机构参加（**表 3**），以重点研究区域呈现 B2 型血管的 234 种病变为研究对象，以研究 1 中得出的"B2 型血管区域长径 ≥ 10mm"为指标，对浸润深度的诊断进行了回顾性研究。

另外，在判定 B2 型血管区域时，将其分类为仅由 B2 型血管构成的单纯型和 B1 型血管和 B2 型血管混杂在一起的混合型（**图 6**），并对其

表4 ［研究2］临床病理学影响因素

	病例数 (n = 234)
肉眼型 (0-Ⅱa：0-Ⅱb：0-Ⅱc：0-Ⅰs：0-Ⅰp：0-Ⅲ)	80：11：117：24：1：1
病理学上浸润深度 (T1a-LPM：T1a-MM/T1b-SM1：T1b-SM2)	38：147：49
病理学组织类型 (well：mod：poor：specific)	22：155：12：3
浸润方式 (INF) (a：b：c)	56：107：16
B2 血管类型 (pure type：mixed type)	141：93

INF：浸润类型 (infiltration type)。

表5 ［研究2］单纯型和混合型血管的长径和浸润深度

单纯型 (n = 141)		
浸润深度	n	直径均值 (范围)
T1a-LPM	15	2.5 (0.3～7)mm
T1a-MM/T1b-SM1	93	4 (0.3～20)mm
T1b-SM2	33	10 (2～25)mm

*：$P < 0.01$，**：$P < 0.05$。

混合型 (n = 93)		
浸润深度	n	直径均值 (范围)
T1a-LPM	23	5 (0.3～15)mm
T1a-MM/T1b-SM1	54	3 (0.3～17)mm
T1b-SM2	16	5 (0.3～20)mm

各自 B2 型血管区域长径和浸润深度进行了比较研究。

2. 研究结果

（1）临床病理学影响因素 **(表4)**

同本科室研究得出的数据一样，主要的肉眼类型为 0-Ⅱc 型的有 117 种病变，为最多，其次是 0-Ⅱa 为 80 种病变；0-Ⅱb 型和 0-Ⅰ 型是趋向于极少。重点观察区域的最深的浸润深度是 T1a-MM/T1b-SM1 的有 147 种病变，诊断不足的 T1b-SM2 有 49 中病变。因此根据 B2 型血管进行浸润深度诊断正确诊断率是 62.8 %（147/234），和迄今为止的报告是同样的结果。从组织型来看中分化型有 155 种病变，为最多；浸润方式是 INFb 的有 107 种病变趋向于较多；B2 型血管区域为单纯型的有 141 种病变；混合型血管有 93 种病变。

（2）单纯型和混合型血管的长径和浸润深度 **(表5)**

研究结果是仅由 B2 型血管构成的单纯型有 141 种病变（60.3 %）。浸润深度为 T1a-LPM 的有 15 种病变（10.6 %），T1a-MM/T1b-SM1 的有 93 种病变（66.0 %），T1b-SM2 的有 33 种病变（23.4 %），B2 型血管区域长径中间值（范围）分别为 2.5mm（0.3～7mm）、4mm（0.3～20mm）、10mm（2～25mm）。T1b-SM2 的 B2 型血管区域长径数值比 T1a-LPM 比 T1a-MM/T1b-SM1 大，这一点是有意义的研究结果。

而 B1 型血管和 B2 型血管混杂存在的混合型血管有 93 种病变（39.7 %）。浸润深度为 T1a-LPM 的有 23 种病变（24.7 %），T1a-MM/T1b-SM1 的有 54 种病变（58.1 %），T1b-SM2 的有 16 种病变（17.2 %），B2 型血管区域长径中间值（范围）分别为 5mm（0.3～15mm）、3mm（0.3～17mm）、5mm（0.3～20mm）。但是从各自浸润深度来看，长径没有显著差别。

讨论

自应用日本食管学会分类以来已经过了 7 年，各种问题也突显了出来。其中有报告表明 B2 型血管的正确诊断率为较低的 60% 左右，敏感度或真实阳性率大约为 75%。误诊的情况分为 2 类，为病理学上为 T1a-LPM 癌的过度诊断和 T1b-SM2 癌的诊断不足。为了改进这些问题，有必要重新思考下 B2 型血管的定义及参考了 B2 型血管区域的诊断学。重要的是对过度诊断病例中 B2 型血管的定义的重新思考。虽然以 B2 型血管是否形成环状回路依据，但是有时对其判定也存在困难，进行手术治疗的医生间对环状回路的判断也各不相同。具体可举出的问题如血管的起点和终点分开的话就算是 B2？还是横向走行的话就算是 B2？还是在白苔附近存在的扩张且密度高的非环形血管是 B2？……还有的问题是 1～2 条没有区域性的 B2 型血管真可以诊断为 T1a-MM/T1b-SM1 吗？但是达到黏膜肌层这种食管癌组织学上来看多为存在浸润性的，表现为与 IPCL ［intra-epithelial papillary capillary loop（上皮内乳头状毛细血管环，译者注）］明显不同的偏离回路走行的血管。因此，环形形态明显消失，呈现明显走行不规则的血管，即 Arima 等人主张的 4 型血管中不整齐树枝状血管等就符合这个特点。即使环状形态消失，也可能在 B1 型血管的范畴内存在各个血管排列整齐的情况和单纯横向走行的情况等。糜烂等的扩张且方向性不规则，及观察不到口径不同的血管，考虑诊断为炎症反应比较合适。

但是在确定食管癌的治疗方案时，诊断不足的病例是极其重要的。也就是说有可能导致本来是要进行外科手术和 CRT ［chemoradio therapy（放化疗，译者注）］治疗的病变，换为内镜切除等与以往不同的治疗方案，增加患者的负担。因此，考虑诊断 B2 型血管时，找出同 T1b-SM2 癌的关联是很重要的。以前作者等的报告中提出 T1b-SM2 癌的各类血管的出现比率中 B2 型血管为 46.2％，同 B3 型血管的出现比率（42.3％）基本一致，以此为基础，这次研究了 B2 型血管和 T1b-SM2 癌的关联性。特别是以早期大肠癌浸润深度诊断的浸润方式为参考，着眼于 B2 型血管的区域性，对施行 ESD 的 66 种病变，依据内镜成像和实体显微镜成像对呈现 B2 型血管的区域的最大径进行了测定，对各自浸润深度进行了分析。结果表明浸润深度是 T1a-LPM 癌的 B2 型血管区域长径中间值是 5mm，T1a-MM/T1b-SM1 癌是 4mm，T1b-SM2 癌是 10mm，浸润深度为 T1b-SM2 癌的 B2 型血管长径中间值与 T1a-LPM 癌和 T1a-MM/T1b-SM1 癌相比数值大，这一点是有意义的研究结果。

另外，对 B2 型血管区域的长径＜10mm 的 51 种病变和≥10mm 的 15 种病变的各个因素进行了单变量解析，研究结果是在肿瘤直径、厚度、分化度、浸润方式以及脉管侵袭上没有显著差别，向黏膜肌层的浸润深度是长径为 10mm 以上的浸润范围较大，这一点是有意义的。可以说，到达黏膜肌层的癌的浸润范围越大，癌组织向黏膜下层浸润的可能性越高。虽然本研究观察到 T1b-SM2 癌的 19 种病变，目前为止仅通过 B2 型血管来诊断时，对 T1b-SM2 癌的正确诊断率约为 16％（3/19），但是加入长径≥10mm 这个因素来诊断时，其正确诊断率提高到约 63％（12/19），这一点是有意义的。表明 B2 型血管区域的长径≥10mm 时有可能对 T1b-SM2 癌的诊断会提高诊断质量。此外，根据 ROC 曲线分析，研究结果是鉴别诊断时（B2 型血管区域长径，译者注）为 7mm 较合适。今后需要其他机构的前瞻性研究。

此外，这个研究搜集了全日本 8 个机构的 B2 型血管的病例，研究了将 B2 型血管区域分类为仅由 B2 型血管构成的单纯型和 B1 型血管、B2 型血管混杂存在的混合型。研究结果是单纯型中，如作者等的报告指出那样，区域越大，T1b-SM2 癌的可能性越高，其区域长径中间值是 10mm。但是在混合型血管中没有显著差别，虽然明显由 B2 型血管构成且有区域的病变浸润倾向强，但是 B1 型血管散在存在于病变内时即使有区域性，也没有那么强的浸润倾向了，这是可以理解的。

今后，在实际诊断时，虽然在如何测定这个区域、如何判断上有需要改进的地方，但是 B2 型血管有明显的区域时，几乎不用费力去判断 B2 型血管本身，本研究的结果对诊断是有帮助的。但是，因为众所周知的浸润深度不是仅由一个检查设备能决定的。所以参考用普通内镜观察和碘染色观察到的折痕图案和纵向褶皱的变化，还有超声波内镜检查（endoscopic ultrasonography，EUS）来结合诊断是非常重要的，这一点毋庸置疑。

结语

日本食管学会的分类很简便，对浸润深度诊断是非常有帮助的。特别是对鉴别 B1 型血管比较容易，其大部分是 T1a-EP/T1a-LPM 癌。但是对 B2 型血管的判断标准，做手术的医生之间意见还未统一，需要费力去鉴别的时候很多。虽然改善这一点对临床很重要，但是更重要的课题是 B2 型血管误诊病例中包含很多 T1b-SM2 癌，所以进行了此次研究。表明参考了区域性的 B2 型血管诊断学是有帮助的，但是在浸润深度诊断时，还是有必要留意在大体观察时观察到的硬度和紧张感，以及使用 EUS 等其他检查设备来综合判断。另外，有必要将日本食管学会分类向更简便和准确度更高的方向改进。

参考文献

[1]Inoue H，Honda T，Nagai K，et al. Ultra-high magnifi cation endoscopic observation of carcinoma in situ of the esophagus. Dig Endosc 9：16-18，1997.

[2]Arima M，Tada M，Arima H. Evaluation of microvascular patterns of superficial esophageal cancers by magnifying endoscopy. Esophagus 2：191-197，2005.

[3]Oyama T，Monma K. A new classification of magnified endoscopy for superfi cial esophageal squamous cell carcinoma. Esophagus 8：247-251，2011.

[4]竹内学，橋本哲，小林正明，他．日本食管学会拡大内視鏡分類と深達度—深達度診断における B2 血管の意義．胃と腸 49：164-172，2014.

[5]竹内学，橋本哲，小林正明，他．食管表在癌の深達度診断—拡大観察の有用性と留意点．胃と腸 50：553-562，2015.

[6]藤原純子，門馬久美子，立石陽子，他．日本食管学会拡大内視鏡分類と深達度—深達度診断における B2 血管の意義．胃と腸 49：174-185，2014.

[7]小山恒男，高橋亜紀子，依光展和．表在型食管扁平上皮癌の拡大内視鏡診断．胃と腸 51：555-563，2016.

[8]Oyama T，Inoue H，Arima M，et al. Prediction of the invasion depth of superficial squamous cell carcinoma based on microvessel morphology：magnifying endoscopic classification of the Japan Esophageal Society. Esophagus 14：105-112，2017.

[9]藤井隆広，松田尚久，神津隆弘，他．拡大内視鏡による臨床分類—invasive pattern の診断基準．早期大腸癌 5：541-548，2001.

Summary

The Signifi cance of Type B2 Vessels by the Japan Esophageal Society Classification of NBI Magnifying Endoscopy for the Diagnosis of Invasion Depth of Superfi cial Esophageal Squamous Cell Carcinoma

Manabu Takeuchi[1, 2]，Yukari Mori[2]，
Satoru Hashimoto，Yoichi Ajioka[3]，
Syuji Terai[2]

The simplicity of the new magnifying endoscopic classification of the Japan Esophageal Society makes it the most useful diagnostic classification. However，despite the high diagnostic accuracy by Type B1 vessels，the distinction of Type B2 vessels using this diagnostic classification is slightly difficult. Typically，the tumor depth of lesions with Type B2 vessels exists widely from T1a-LPM to T1b-SM2，with particularly high ratio of lesions indicating T1b-SM2 cancer；besides，there are many cases which are under diagnosis. Thus，this study focused on domain characteristics of Type B2 vessels and examined a correlation between the long axis and invasion depth. Compared with T1a-LPM cancer（5mm）and T1a-MM / T1b-SM1 cancer（4mm），the invasion depth of Type B2 vessels was 10mm，with a significant domain longer axis median in T1b-SM2. We classified Type B2 vessels domains in the mixed type in which Type B1 vessels were mixed with the pure type comprising only Type B2 vessels. Furthermore，Type B2 vessels' domain longer axis of T1b-SM2 cancer was considerably more than that of T1aLPM and T1a-MM / T1b-SM1 cancer. Perhaps，the incorporation of the domain characteristics of Type B2 vessels in the diagnostic classification to enhance the diagnostic precision could be useful in future as evident from the remarkable results of the pure type in several facilities.

[1]Department of Gastroenterology，Nagaoka Red Cross Hospital，Niigata，Japan.

[2]Department of Gastroenterology，Niigata University，Graduate School of Medical and Dental Sciences，Niigata，Japan.

[3]Division of Molecular and Diagnostic Pathology，Niigata University，Graduate School of Medical and Dental Sciences，Niigata，Japan.

食管黏膜癌的放大内镜所见及病理组织学所见的研究

根本 哲生[1]

立石 阳子[2]

概述● 给判断放大内镜所见的血管类型提供病理组织学上的理论依据虽然很重要，但是将内镜判断出的血管同组织切片上的血管一对一地对应常常是很困难的。将病理组织成像和血管对应的一种方法是尝试将连续切片进行三维重建。B1 型血管保持了本来的 IPCL 结构，血液的供给和排出位于黏膜固有层浅层，由于两者相近，可以从表面看出环状结构。而 B2 型血管与黏膜下层血管的血液循环增加，supply/drain 移动到深处，两者的间隔也较大，因此考虑从表层来识别环状结构较为困难。以上述观点为依据，研究了放大内镜所见和病理组织成像的关联性。

关键词	病理组织学　三维重建　食管学会放大内镜分类
	IPCL　乳头内环状毛细血管

[1] 东邦大学医疗中心大森医院病理诊断科（现昭和大学横滨市北部医院临床病理诊断科）
〒 224–8503 横滨市都筑区茅崎中央 35–1　E-mail:tynemoto@aol.com
[2] 横滨市立大学医学部病态病理学教研室

前言

为了提高消化道内镜诊断的准确度，重要的工作是详细对比内镜成像和病理组织成像。虽然在理解放大内镜所见时，了解所对应的病理组织学成像是很重要的，但是将内镜判断出的血管同组织切片上的血管一对一地对应常常是很困难的。观察以毫米（mm）为单位的间隔切出的"二维平面"的病理标本，未必适合判断以微米（μm）为单位的"三维走行"的特定血管。本文首先阐述将放大内镜所见和病理组织学所见相对应的问题点。其次结合三维重建成像所见对食管学会分类的 B 型血管的组织标本所见进行了研究。

将放大内镜所见和病理组织学所见相对应的问题点

如果在内镜诊断的会议上负责解说病理的话，经常会被问到"内镜成像中可见的血管相当于载玻片上哪个部分"这个问题，内镜中观察到的血管和病理标本上的血管的一一对应有令人意想不到的困难。因为切除后制作病理标本时，在用福尔马林固定这一步需要花很长时间，导致内镜成像与病理标本会有细微差别。

1. 检查对象表层上重点观察血管部分的剥落

将食管学会分类中存在问题的血管（特别是 B2 型血管）从增强影像后观察到的深度来看，它们位于病变的表面最上层。但是，该表层部分由于切除时或切除后的机械刺激、喷洒复方碘溶液和手术中的缺血等原因常常会剥落。像后面所

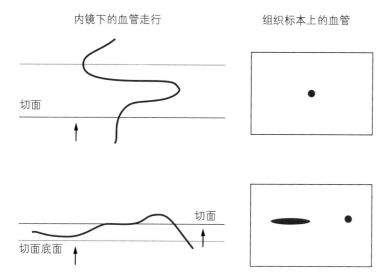

内镜下的血管走行　　　　　　　组织标本上的血管

切面

切面

切面底面

图1 内镜下的血管成像和组织标本上的血管的形态上的差异。如果垂直于走行方向切出，可以准确获得所需要的部位。但是单从一片切片推断走行方向是很难的（上层）。在平行于走行方向制作标本时，因为需要将表面削薄使其齐整，所以很难准确地将细血管部分做成标本（下层）。即使能获取血管，因为血管并非是沿直线走行的，所以以一张标本只能观察到极其有限的一部分。

说的那样在仔细切除的标本上，无法辨认出本应观察到的血管，这种情况时常发生。在切除时和切除后处理标本时，认真保护组织，特别是黏膜表面当然很重要。然而在碘染色时和确定切除范围以及切出病理时也需要这么做，因为制作标本时用福尔马林固定这一步骤需要花很长时间。

除此之外，内镜成像和病理组织成像不一致的原因是，在有血液流动的生物体内和在血流被阻断的切除物体上血管的形态可能出现差异。关于这些，重点观察区域在切除当天在生物体内的内镜成像、和切除时带有切割线的实体显微镜成像同时具备时，至少可以研究它们形态上不同的原因。

2. 内镜成像与病理组织像观察方向的不同——三维重建的有用性和局限性

毋庸置疑血管走行是三维的。从上方观察平面的是内镜成像，从侧面来观察平面（断面）的是病理组织成像。如**图1**所示，很难获取细长的细绳状物体走行的切割面。

对于走行方面，如果垂直切断，确实可以观察到实物，但是单从一个切片推测走行方向是很困难的。平行于走行方向来制作标本时，从切

出时带有切割线的部分到制作成组织标本的薄切片，需要削薄切面来使标本齐整，所以将细的血管部分做成标本是很困难的，即使能获取到血管，因血管并非直线走行，所以用一个标本能观察到的仅限于极少一部分。

因此，想出制作连续切片来追踪血管走行的方法。市面上有一种软件可以三维重建多个切片图像。但是该方法为研究1mm的深度，需准备200片4μm厚的连续切片，进行显微镜图像的拍摄和位置的调整。此外，为了清晰显示出血管的走行，需要通过血管内皮的免疫染色法来判断血管，并用图像处理软件将血管内涂满。虽然我对用此法获得的图像非常感兴趣，但是它的缺点是不能解析多数病例。

3. 准确切出重点观察血管

为了使内镜成像和病理组织成像一对一地对应，当然需要准确地切出重点观察对象，使其存在于标本上。但是这看似简单，做起来却意想不到的困难。重要的是也要根据前项内容，在明确了希望在哪个方向观察哪个血管的基础上，进行内镜标记，并在同病理医生共同探讨研究的目的基础上进行切出。

图2 通过三维重建的正常食管表层的血管。在乳头中动脉系、静脉系 2 条毛细血管缠绕走行。血管上部边缘是上皮层的基底侧 1/3 ~ 1/2 的环状部分，被称为 IPCL。动脉系的供给从上皮正下方的动脉系血管（网）开始供给，静脉系的排出流向静脉血管（网），这些固有层的血管同较粗的黏膜下层的动脉、静脉构成血液循环。

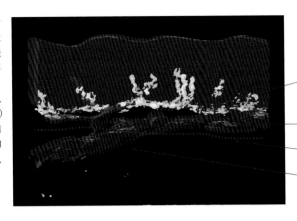

包括上皮正下方动脉系的血管网

固有层内稍粗的静脉血管

黏膜筋层

黏膜下层粗血管

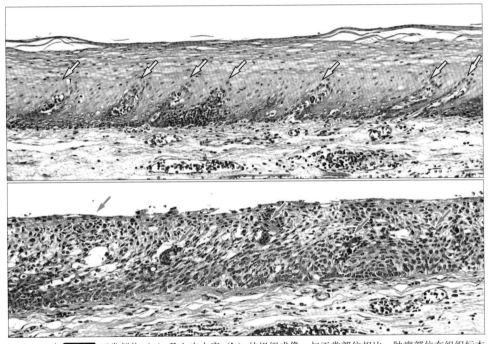

a
b

图3 正常部位（**a**）及上皮内癌（**b**）的组织成像。与正常部位相比，肿瘤部位在组织标本中也可见血管扩张且血管径大小不同。可观察到血管截面的数量多这一点相当于在内镜观察中的蛇行弯曲。观察组织标本可见上部边缘与非肿瘤部位相比位置更靠近表层。黄箭头是 IPLC，绿色箭头表示 B1 型。

正常食管的表层血管

观察肿瘤血管之前，对正常食管中的血管进行了整理。**图2** 表示通过三维重建图解，**图 3a** 表示组织成像。在上皮层内突出的固有层组织的乳头中，缠绕着动脉系、静脉系 2 条毛细血管一起走行。血管的上部边缘是上皮层的基底侧 1/3 ~ 1/2 的部分，呈环状，称作 IPCL［intra-epithelial papillary capillary loop（上皮内乳头状毛细血管环，译者注）］。动脉系从上皮正下方的动脉系血管（网）开始供给，静脉系的排出流向静脉血管（网）。这些固有层的血管同较粗的黏膜下层的动脉、静脉，通过交通支构成血液循环。

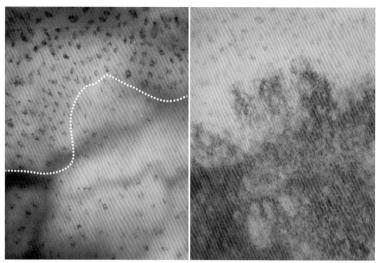

图4 肿瘤部位和非肿瘤部位的血管密度的差异。肿瘤部位（图像的上半部分，虚线以上的位置）单位面积的血管数大约增加为2倍。**a**是用透射光拍摄的。**b**是复方碘溶液染色标本，对同一部位用实体显微镜拍摄）。

a | b

B1 型血管的组织成像

在食管学会分类中，将 B1 型血管定义为"扩张、蛇行、口径不同、形状不均匀的环状异常血管"。**图3**表示正常上皮（**图 3a**）和上皮内癌（浸润深度为 T1a-EP 癌，**图 3b**）的对比。与正常部位相比，肿瘤部位在组织标本中也可见血管扩张且血管径大小不同。可观察到血管截面的数量多这一点相当于在内镜观察中的蛇行弯曲。观察组织标本可见上部边缘与非肿瘤部相位相比位置更靠近表层。这些观察结果也在与食管有相似的内镜成像的咽部扁平上皮癌的病理组织学研究中得到了明确。另外，从血管的密度来看，肿瘤部位和非肿瘤部位明显不同，肿瘤部位单位面积的血管数大约增加到2倍（**图4**）。

图5中表示一眼很难分辨出是 B1 型血管还是 B2 型血管的 small AVA（avasculr area）类型的三维构建图。这在有马的分类中可以解释为多层的 4 型，食管学会分类中认为是由围绕癌细胞巢周围的环状 B1 型血管构成的。这些血管同上皮层正下方的血管网连接。

B2 型血管的组织成像

在食管学会的分类中，将 B2 型血管定义为"缺乏环状形成的异常血管"。就从内镜观察来看缺乏环状形成是什么样的形态这个问题，援引三维重建所见进行了推断。B2 型血管的出现从浸润深度角度来说，大致相当于 T1a-MM ～ T1b-SM。**图6**表示逐渐达到深度 T1a-LPM ～ MM 的病变部位的三维重建图像。这个部分原来的 IPCL 结构和上皮层正下方的血管网是不清晰的。可观察到癌细胞巢周围的血管密度上升，明显扩张延长的血管蛇行弯曲且细小血管增生。扩张血管虽然呈环状走行，但是其供给与排出相距较远，异常血管与固有层深处或黏膜下层粗血管的连续性明显，考虑这些是相当于从 B1 型血管向 B2 型血管发展的图像。

图7表示 T1b-SM1 ～ SM2 部分的三维构建图。在表层癌症部位扩张的多条异常血管束状走行，有时会辨认为是看起来分叉的粗血管走行。本来的 IPCL 及固有层血管类型消失。可观察到表层的扩张血管和黏膜下层的血管的血液循环增

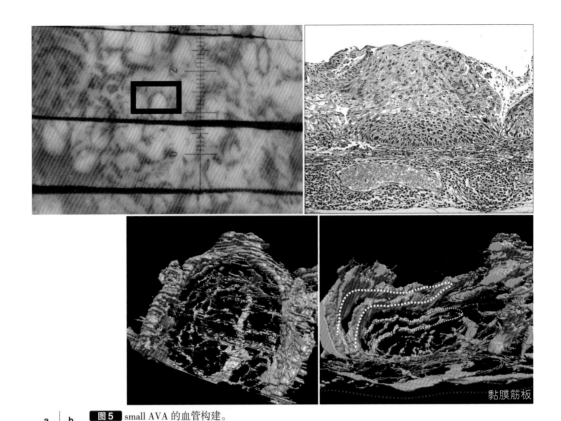

<table>
<tr><td>a</td><td>b</td></tr>
<tr><td>c</td><td>d</td></tr>
</table>

图5 small AVA 的血管构建。

a small AVA 的实体显微镜成像。

b 病变的病理组织成像。浸润深度相当于 T1a–LPM 的扁平上皮癌。癌细胞巢周围可观察到小血管。

c 从上方观察的三维重建的血管。相当于 **a** 的实体显微镜成像，可观察到将小癌圆形包围的血管。

d 从正面观察的三维重建成像。虽然是多层重叠状，但是保持环状结构的血管（白色虚线）包围着癌细胞巢。这些同上皮正下方的血管网（*）构成血液循环。

〔c，d：从根本哲生等。想了解的消化道肿瘤病理——食管、咽头表层血管（IPCL）的变化和病理组织成像的对比。病理和临床病理 28：576–584，2010 中转载，有部分改动〕

加，黏膜下层血管也是血管径增大和密度上升。考虑这些血管相当于 B2 型。

B1 型血管中的环状结构是原来的 IPCL 变形来的，可以认为供给血管和排出血管相距较近。而 B2 型血管"缺乏环状形成"是因为供给血管和排出血管分开，或者是因为供给血管和排出血管的起点和终点移到了深处，这时使用内镜观察不到。

B2 型血管与 B1 型血管、B3 型血管相比，同浸润深度诊断一致的比率较低。特征明显的 B1 型血管及 B3 型血管比较容易被挑出来，但不符合任何一种的血管特征的血管则倾向于是 B2

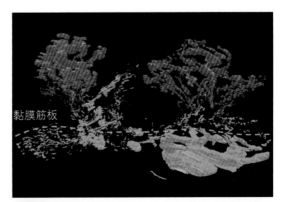

图6 浸润深度是 T1a–LPM ～ MM 的癌的血管的三维重建成像。上皮下血管网不清晰，表面的血管（橙色部分）从固有层深处同黏膜下层的血管（青色部分）构成血液循环。

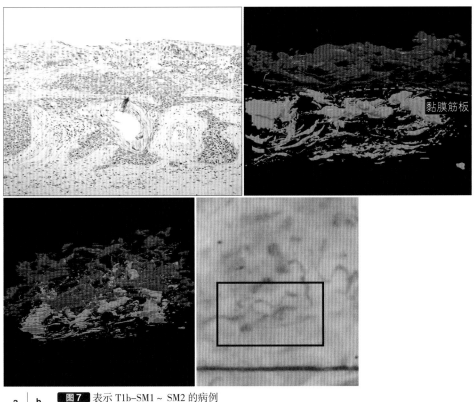

图7 表示 T1b–SM1 ~ SM2 的病例

a	b
c	d

a HE 染色成像。

b 从正面观察的三维重建成像。正常 IPCL 和固有层血管几乎完全消失，明显扩张的表层血管和黏膜下层的血管构成血液循环。黏膜下层的血管也可观察到血管径的增大和密度的增高。

c 从上方观察的三维重建成像。

d 实体显微镜成像。考虑方形的部分和 **c** 是对应的。

型血管，因此 B2 型血管中可能存在各种类型的血管。经过详细研究，前项提到的相当于 small AVA 的血管，可以理解为由重叠的环状血管构成，是属于 B1 型血管的范畴。但有时也有可能被认为是环状不清晰的重叠血管。癌组织达到 T1b–SM2 的同时，并非所有的血管都会变成 B3 型血管，所以 B2 型血管不应该单纯地去对应 T1a–MM 和 T1b–SM1 癌。

B3 型血管的组织成像

B3 型血管从内镜角度被定义为"高度扩张的不整齐血管"。"高度扩张"的判断标准是，B2 型血管的 3 倍以上且血管径超过 60μm。考虑同浸润深度的对应大致是出现在超过 T1b–SM2 这个深度的病变中。出现 B3 型血管出现的情况下，浸润深度超过 T1b–SM2 的概率很高，但是因为出现频率低，所以是一个虽然特异度高，但是敏感度低的指标。

从到目前为止的三维重建的所见等来推断，向超过黏膜下层的深度浸润的部分因肿瘤固有层的血管构建而被破坏，可观察到代替原来的固有层血管，从黏膜下层的粗血管更直接地向癌（细胞）供给血液。估计这些血管的一部分会被判断为是 B3 型血管（**图8**）。

另外，与上述在肿瘤内发现的粗血管不同，有时会在癌组织边缘或与癌组织接触的癌组织外发现被判断为是 B3 型血管的粗血管（**图9**）。这样的血管常常在上皮下大量增殖，可在黏膜下癌

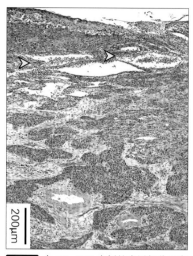

图8 在 T1b-SM3 病例的表层部分观察到的扩张血管（黄色箭头）。这样的血管可能会被判断为是 B3 型血管。

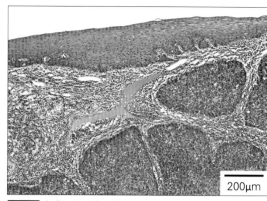

图9 在癌组织边缘（癌组织外）可观察到上皮下的扩张血管。

状隆起的癌组织边缘部分观察到，在隆起凸起的部分的非癌组织上皮下 NBI（narrow band imaging）观察常常会看到是暗绿色的，这被认为是被癌组织挤压，是由瘀血而形成扩张的固有层内的静脉血管。虽然和原来的"肿瘤血管"意义不同，但是作为表示上皮下存在大量的肿瘤具有诊断方面的价值。

肿瘤血管、新生血管

恶性肿瘤需要大量氧气和营养，新生血管是恶性肿瘤的重要特征之一。但是，肿瘤部分的血管并不全部是新生的血管。食管学会分类说到底是"微血管形态"或"微血管模式"的分类。B1 型血管表现为与现有的 IPCL 相似的形态，但是密度明显增加，考虑一部分是伴随着肿瘤出现的新生血管。

Kumagai 等在放大内镜及包含免疫染色的组织学研究中，将在这个阶段的血管结构表现为"被修饰的 IPCL 和 IPCL 样幼小血管的混合（IPCL 样的异常血管）"，并且癌浸润到超过 T1a-MM 的深度时，可观察到明显扩张并在表层上纵横交叉的癌所特有的血管结构，把这些血管表述为"新生血管"。

此外，Kumagai 等的免疫组织学研究中，对作为新生肿瘤血管的标记物来使用的 CD105 反应为阳性的血管及用途广泛的血管内皮标记 CD34 阳性的血管，在各自浸润深度的病变内，对两者都进行了观察。也就是说，B2 型和 B3 型血管并非全是新生血管，它们的一部分是由现有的 IPCL 或者是固有层血管形成的。

图10 是根据以上见解推测 B 型血管的形成的图像。

结语

根据从三维重建中获得的见解，推断内镜成像与病理组织图成像之间——对应。三维立体构建一种病变，甚至是很狭小的区域的构建也需要下很多功夫，是一种很难构建多个例子的方法。本文介绍的三维构建虽然不能说是说明了全部的血管模式，但是至少可以表示出其中的一个。

虽然在病理标本上确定内镜所重点观察的血管常常是很费劲的，但是为了今后这个领域的发展，需要做内镜检查的医生和病理医生的研究热情和相互合作。做内镜检查的医生所需要做的是挑出重点观察区域，进行标记，拍摄图像，展

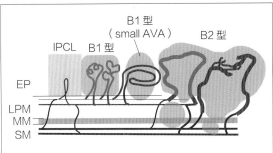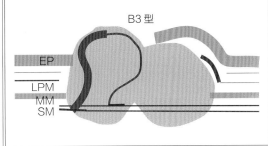

图10 推断 B 型血管的形成。

a 表示 B1 型血管基本上保持 IPCL 的形状，扩张、蛇行、向上方延伸。small AVA 的一部分中 B1 型血管包围着癌细胞巢。B2 型血管 IPCL 和黏膜固有层内血管（网）被破坏，同深处的血管构成血液循环，表层血管扩张。考虑一部分是由现有的血管形成的。

b B3 型血管可能包含同黏膜下层的粗血管。血管直接形成血液循环的扩张血管，以及现有的黏膜固有层血管因肿瘤产生瘀血而扩张的血管。

开标本和固定，以及对病理医生进行说明。作为一名病理医生，需要关注内镜的观察所见，在明确内镜检查的医生提出的问题点之后，进行准确的切出和显微镜观察。这是很重要的。

参考文献

[1] Oyama T, Inoue H, Arima M, et al. Prediction of the invasion depth of superficial squamous cell carcinoma based on microvessel morphology: magnifying endoscopic classification of the Japan Esophageal Society. Esophagus 14: 105–112, 2017.

[2] 根本哲生，立石陽子，門馬久美子，他. そこが知りたい消化管腫瘍病理—食管・咽頭表層血管（IPCL）の変化と病理組織像の対比. 病理と臨床 28: 576–584, 2010.

[3] 竹内学，渡辺玄，橋本哲，他. 画像所見と病理所見の対比法のコツ：食管—関心領域における 2 点マーキング法. 胃と腸 51: 1197–1202, 2016.

[4] Fujii S, Yamazaki M, Muto M, et al. Microvascular irregularities are associated with composition of squamous epithelial lesions and correlate with subepithelial invasion of superficial-type pharyngeal squamous cell carcinoma. Histopathology 56: 510–522, 2010.

[5] Kumagai Y, Toi M, Kawada K, et al. Angiogenesis in superficial esophageal squamous cell carcinoma: magnifying endoscopic observation and molecular analysis. Dig Endosc 22: 259–267, 2010.

[6] Kumagai Y, Sobajima J, Higashi M, et al. Angiogenesis in superficial esophageal squamous cell carcinoma: assessment of microvessel density based on immunostaining for CD34 and CD105. Jpn J Clin Oncol 44: 526–533, 2014.

Summary

Vascular Pattern of Superficial Esophageal Carcinoma — Correlation between Magnifying Endoscopy and Histopathology

Tetsuo Nemoto[1], Yoko Tateishi[2]

Although it is important to provide histopathological support to the vascular pattern of magnifying endoscopic classification, it is often difficult to establish a one-to-one correlation between a blood vessel recognized endoscopically and that recognized on a tissue section. We employed three-dimensional reconstruction of serial sections as a solution for correlating the histological image and endoscopic pattern of blood vessels. Type B1 vessels preserve the original IPCL (intra-epithelial papillary capillary loop) structure, with the blood supply and drain being proximally close to each other and located in the shallow layers of the lamina propria; thus, the loop structure can be easily recognized endoscopically. Conversely, in type B2 and B3 vessels, the original IPCL structure and subepithelial vessels are damaged with an increased connectivity to the submucosal blood vessels, enabling blood supply and drain to the deep part. Additionally, the distance between them is increased, making it difficult for the loop to be recognized from the surface. Based on these findings, we considered the existence of an association between the magnifying endoscopic and histopathological findings.

[1] Department of Surgical Pathology, Toho University Omori Medical Center, Tokyo (Department of Clinical and Diagnostic Pathology, Showa University Northern Yokohama Hospital, Yokohama, Japan).

[2] Department of Pathology, Yokohama City University Graduate School of Medicine, Yokohama, Japan.

食管黏膜癌炎症表现的放大内镜所见

——B2 血管的鉴别，B2i 的提出

高桥 亚纪子[1]

小山 恒男

依光 展和

概述●将 NBI 放大内镜观察到的非环状的血管（B2 型血管）再细分为血管径细、密度高的"B2i"和"B2i"之外的"B2 pure"，研究了其特征。研究对象是 2011 年 1 月—2018 年 5 月实施了 ESD 的食管鳞状上皮癌（SCC）的病例，通过 NBI 放大观察诊断为 B2，且同组织成像可以一一对应的连续 51 例的 53 个病变。可观察到 B2 pure 的 44 个病变的病理组织学诊断全部为 SCC。而可观察到 B2i 的 9 个病变病理组织学诊断为 SCC 的仅有 2 个，7 个病变是糜烂或炎症。另外，对 CD 34 染色的 22 个切片进行 NBI 扩大观察时，测量了可观察到 B2 pure 及 B2i 区域的表层到 100μm 范围的血管短径和密度。密度平均值为在 B2 pure 中是 3.35 根/mm，在 B2i 是 8.22 根/mm，B2i 的密度高（$P=0.001$），是有意义的。血管短径平均值为 B2 pure 是 12.3μm，B2i 是 6.65μm，B2i 的血管径细（$P=0.0028$），是有意义的。从血管径和密度的关联来看，B2i 更细一些且密度高，B2 pure 更粗一些且密度低。

关键词　食管鳞状上皮癌　大内镜分类　B2i　B2 pure　CD34

[1] 佐久医疗中心内镜内科　〒 385-0051 佐久市中込 3400-28
E-mail: aurevoireurope@yahoo.co.jp

前言

在日本食管学会关于食管鳞状上皮癌（squamous cell carcinoma，SCC）的放大内镜分类中，重点研究了食管鳞状上皮的基本血管构造 IPCL（intra-epithelial papillary caly loop），认为异常血管保持环状时是 B1 型血管，环状消失时为 B2 型血管（B2），比 B2 型血管粗 3 倍以上（≥ 60μm）的异常血管是 B3 型血管（B3）。

B1 型血管的浸润深度为 T1a-EP ~ LPM，B2 型血管为 T1a-MM ~ T1b-SM1，B3 型血管相当于 T1b-SM2，但是 B1 型血管和 B3 型血管的

PPV[positive predictive value（正预测值，译者注）]分别为 92.4%、100%。相比来看 B2 为 75%，较低，这是个问题。B2 型血管是"缺乏回路形成的异常血管"，但变化非常多，从接近 B1 型血管的到接近 B3 型血管的都是存在的。另外，即便同是 B2 型血管，其血管密度、血管径大小、分布、区域性也各式各样，所以结果是 B2 型血管区域的组织成像从糜烂到 T1a、T1b 广泛存在。

笔者对血管细且密度高的 B2 型血管区域进行了详细研究，找到该部位存在炎症细胞高度浸润的糜烂，将这个研究结果在第 76 次食管色素

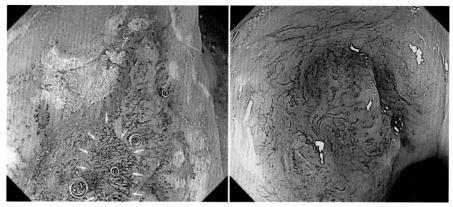

a | b　**图1**
a B2 i 血管径细，密度高的血管（黄色箭头）
b B2 pure。在非环状血管中，B2 i 之外的血管。比 B2 i 血管粗。

表1 研究1：研究对象的详细情况

	B2 pure（42 例 44 病变）	B2 i（9 例 9 病变）	P 值
性别（男：女）	40:2	8:1	0.4487
年龄平均值（SD）	69（9.6）岁	69（7.3）岁	0.8620
病变定位（Ce：Ut：Mt：Lt：Ae）	6:4:26:6:2	0:0:7:2:0	0.5187
主要肉眼型（0–Ⅱa：0–Ⅱb：0–Ⅱc：0–Ⅲ）	10:2:31:1	0:0:9:0	0.3178
肿瘤直径平均值（SD）	37（24）mm	39（17）mm	0.7907

表2 研究2：B2 pure 和 B2 i 的病理组织学诊断

	SCC	erosion	合计
B2 pure	44	0	44
B2 i	2	7	9
合计	46	7	53

研究会上进行了发表。同时，提议将这种特殊的非环状血管称为 B2 i（B2 inflamation）。

因此，本文将血管径细且密度高的血管定义为"B2 i"（**图1a**，黄色箭头），其他 B2 型血管定义为"B2 pure"（**图1b**），并对其病理组织学特征进行了研究。

研究1：对病理组织学所见的研究

1. 研究对象和研究方法

研究对象是在 2011 年 1 月—2018 年 5 月实施了 ESD 的食管鳞状上皮癌（SCC）病例之中，通过 NBI 放大观察诊断为 B2 型血管，且同组织成像可以一一对应的连续 51 例病例的 53 个病变。其中 35 个病变，在即将 ESD 之前，将重点观察区域的两端用钩刀标记为 2 个点，进

行一一对应。将其他 18 个病变的内镜所见及切除标本进行对比，确定重点观察区域。

研究对象详细情况是，B2 pure 为 42 例的 44 个病变，B2 i 为 9 例的 9 个病变。从性别（男：女）来看 B2 pure、B2 i 分别为 40:2 和 8:1，年龄平均值都是 69 岁，病变定位（Ce：Ut：Mt：Lt：Ae）是 6:4:26:6:2 和 0:0:7:2:0，主要肉眼型（0–Ⅱa：0–Ⅱb：0–Ⅱc：0–Ⅲ）是 10:2:31:1 和 0:0:9:0，癌组织直径平均值为 37mm 和 39mm，各项指标均无显著差别（**表1**）。

2. 研究结果

可观察到 B2 pure 的 44 个病变的病理组织学诊断全部是 SCC（重点观察区域的浸润深度为 T1a–EP/LPM：21 个病变；T1a–MM/T1b–SM1：16 个病变；T1b–SM2：7 个病变）。而可观察到 B2 i 的 9 个病变的病理组织学的诊断为 SCC 的仅有 2 个病变，有 7 个病变为糜烂与炎症（**表2**）。

表明 B2 i 在 SCC 区域内的糜烂上呈现出特有的放大内镜成像所见。

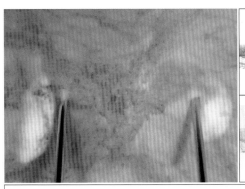
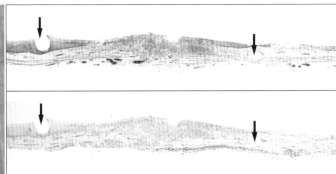
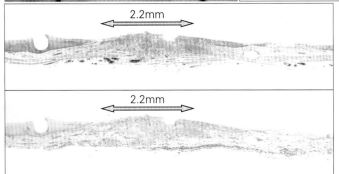

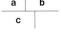

图2

a 切除标本的处理。在重点观察区域的记号处插针，用于之后对比。

b HE 染色标本和 CD 34 染色标本，用连续切片制作 HE 染色标本和 CD34 染色标本。红箭头表示针孔。

c 重点观察区域的幅度。根据标记，从组织学角度确定重点观察区域，测量其尺寸。此例重点观察区域的宽度是 2.2mm。

研究 2: 对观察深度的研究

进行 NBI 放大观察（以下简称 NBI-ME）时，为了明确从表层可观察到多深的血管，进行了以下研究。

1. 研究对象和研究方法

在研究 1 中，以进行了 CD 34 染色、可以进行血管鉴定的 22 个切片为对象，用 cellSens Standard 1.16（奥林巴斯公司生产）进行观察。

2. 研究项目

（1）测量视野中观察到的黏膜的上皮厚度

在任意 3 点测量了视野中观察到的黏膜的上皮厚度。

测量结果是视野中观察到的黏膜上皮厚度的平均值为 176μm（104～320μm）。

（2）测量从表层到 IPCL 顶部的距离

分别在任意 3 点测量了从表层到 IPCL 顶部的距离。

研究结果是从上皮到 IPCL 顶部的距离的平均值为 88μm（31～174μm）。

通过以上研究，可判断用 NBI-ME 观察至少可以观察从表层到 100μm 的血管。

研究 3: 对血管径和密度的研究

1. 研究对象和研究方法

测量了研究 2 中通过 NBI-ME 观察 CD 34 染色 22 个切片所观察到的 B2 pure 和 B2 i 区域的血管短径和密度。

研究对象是 B2 pure 的 16 个病变，B2 i 的 6 个病变，在即将 ESD 前在重点观察区域标记了 2 个点。在给切除标本做插针标记时，在标记的 2 个点处也进行插针（**图2a**），用连续切片制作了 HE 染色标本和 CD34 染色标本（**图2b**，红色箭头为针孔）。

2. 研究项目

（1）重点观察区域的确定

根据标记，确定病理组织学的重点观察区域，并测量了其距离。此例中插针的重点观察区域的幅度是 2.2mm（**图2c**）。

研究结果是重点观察区域的平均距离是 B2

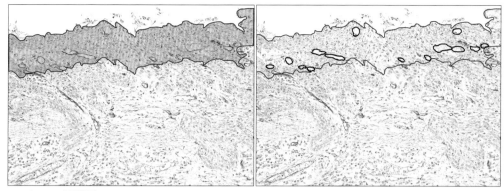

a b **图3**

a 重点观察区域的深度。在 CD 34 染色成像的最表层上画线，将其平行移动到 100μm 深处，确定重点观察区域的表层到 100μm 深度的范围（红色部分）。

b 血管的确定和密度的计算。像这样来确定 **a** 的范围内的血管，计算密度。

（根/mm）

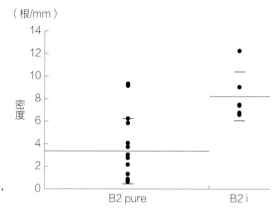

图4 血管密度。血管密度平均值为在 B2 pure 中是 3.35 根 /mm，在 B2 i 中是 8.22 根 /mm，B2 i 密度高，这是有意义的。

pure 为 3.2（SD 2.3）mm，B2 i 为 2.1（SD0.9）mm，没有显著差别（P＝0.254）。

（2）血管密度的计算

在 CD34 染色成像的表面最上层上画条线，将其平行移动到深部 100μm 处，确定重点观察区域表层到 100μm 的范围（**图 3a**）。

接着确定该范围内存在的血管（**图 3b**），来计算密度。

在此例中，由于表层到 100μm 的范围内存在 20 根血管，所以血管密度为 9.09 根 /mm

（**图 3a**）。

研究结果是血管密度平均值在 B2 pure 中为 3.35（SD 2.87）根 /mm，在 B2 i 中为 8.22（SD2.14）根 /mm，在 B2 i 中密度高（P＝0.001，**图 4**），是有意义的结果。

（3）血管短径的测量

用 cellSens Standard 1.16（奥林巴斯公司生产）测量血管短径。在此例中，血管短径为 8.89μm（**图 5a**）。

研究结果是关于血管短径平均值是在 B2

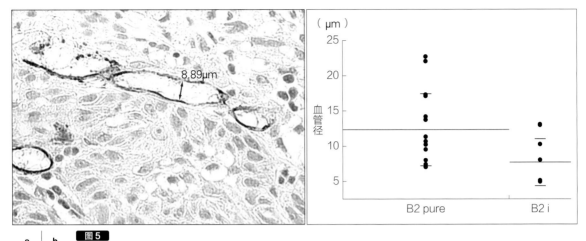

图5

a 血管短径的测量。血管短径为 8.89μm。
b 血管短径。血管短径平均值为在 B2 pure 中是 12.3μm，在 B2 i 中是 6.65μm，B2 i 的血管径细，这点是有意义的。

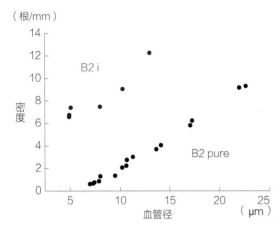

图6 血管径与密度的关联性。纵轴表示密度，横轴表示血管径。B2 i 和 B2 pure 彻底地分离，表明 B2 i 更细一些密度高，B2 pure 更粗一些密度低。

pure 中为 12.3 (SD 5.0) μm，在 B2 i 中为 6.65 (SD 2.4) μm，B2 i 的血管直径细（$P=0.0028$，**图5b**），这是有意义的。

为了找出血管径与密度之间的关系，如**图6**所表示的那样，纵轴表示密度，横轴表示血管径。B2 i 和 B2 pure 彻底分离，表明 B2 i 更细一些且密度高，B2 pure 更粗一些且密度低。

［**病例 1**］B2 pure

在食管中后壁上可观察到较深且形状整齐的小凹陷，边缘伴有隆起（**图7a**）。NBI 扩大观察时，可大致看到口径没有差别的异常血管，判断为 B2 pure（**图7b**）。在此重点观察区域做上标记作为记号（**图7c**），用 ESD 一并切除。

为了使切除标本上重点观察区域更明显，在标记的附近插针，切下其正下方部分（**图7d**，红色箭头是针孔，黑色箭头表示重点观察区域）。

重点观察区域的组织成像为 SCC（**图7e**），血管密度为 2.22 根 /mm。此外，血管短径平均值为 22.6μm（**图7f**，表面的红色线移动到 100μm 深处的线条是黑色线）。最终诊断为 SCC、T1b-SM2、ly1、v1、HM0、VM0、0-Ⅱc＋Ⅲ、15×8mm，重点观察区域的浸润深度为 T1b-SM2 的 SCC。

［**病例 2**］B2 i

在食管中部后壁上可观察到 2/3 周性的发红凹陷，内部分散存在着附着着白苔的糜烂

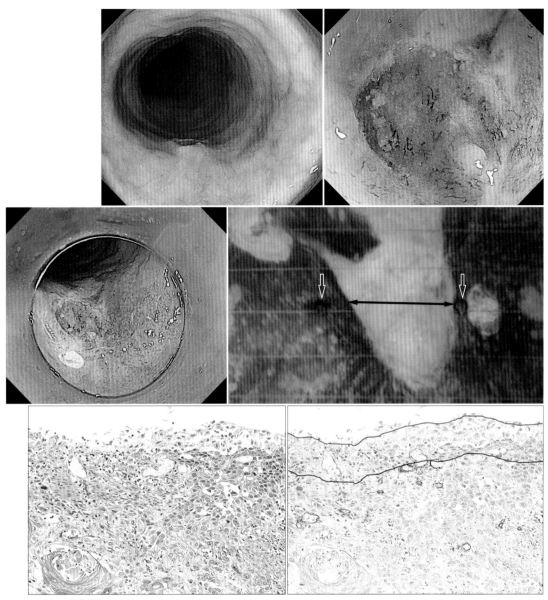

a	b
c	d
e	f

图7 [病例 1]

a WLI 像（white light image）成像。可观察到食管中部后壁有深的形状整齐的小凹陷，边缘伴有隆起。

b NBI 扩大成像。大致可见口径无差别的异常血管，判断是 B2 pure。

c 将重点观察区域做上标记作为记号，用 ESD 一并切除。

d 为了使 ESD 切除标本上，重点观察区域更为明显，在标记附近插针，其正下方部切下。红色箭头是针孔，褐色箭头表示重点观察区域。

e 重点观察区域的病理组织成像。是 SCC。

f 血管密度是 2.22 根 /mm，短径平均值是 22.6μm。表面的红线移动到 100μm 深处的线条是黑线。

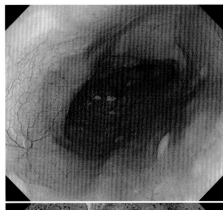

图8 [病例2]

a WLI 成像。可观察到食管中部后壁有 2/3 周性的发红的凹陷，内部分分散存在着附着着白苔的糜烂。

b NBI 放大成像。可观察到细且密度高的非环形血管聚集，判断是 B2 i。

c 将重点观察区域做上标记作为记号，用 ESD 一并切除。此时，B2 i 区域再次被白苔覆盖（白苔用黄色箭头表示）。

d 为了使 ESD 切除标本上，重点观察区域更为明显，在标记附近插针，其正下方部分切下。红色箭头是针孔，褐色箭头表示重点观察区域。

e 重点观察区域的病理组织成像。可观察到明显的炎症细胞浸润，观察不到癌。

f 血管密度是 7.44 根 /mm，短径平均值是 4.95μm。表面的红色线移动到 100um 深处的线条是黑色线。

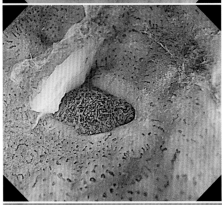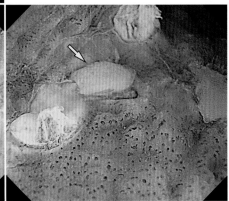

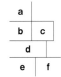

a	
b	c
d	
e	f

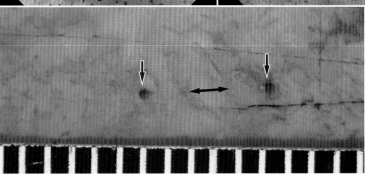

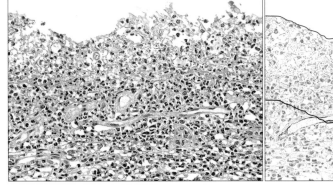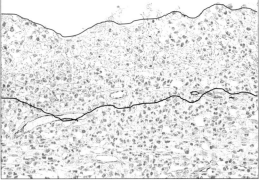

（**图 8a**）。病变内有发红凹陷的部分，通过 NBI-ME 可观察到细且密度高的非环状血管聚集，判断为 B2 i（**图 8b**）。将这个重点观察区域做上标记，用 ESD 一并切除。此时，B2 i 区域再次被白苔覆盖（**图 8c** 中用黄色箭头表示白苔）。

为了使标本上重点观察区域更为明显，在标记的附近插针，将其正下方部分切下（**图 8d**，红色箭头是针孔，黑色箭头表示重点观察区域）。

重点观察区域的组织成像可见有明显的炎症细胞浸润，未发现癌（**图 8e**）。血管密度为 7.44 根 /mm，血管短径平均值为 4.95μm（**图 8f**，表面的红线移动到 100μm 深处的线条是黑线）。最终诊断为 SCC、T1b-SM1、ly0、v0、HM0、VM0、0—IIc、55mm×45mm。

讨论

将血管径细、密度高的有特点的 B2 血管定义为 B2 i，与病理组织成像对比后得出的结果是，明确了 B2 i 是炎症的有特点的所见。若表层因糜烂脱落，炎症细胞浸润时，毛细血管会增生，因此容易理解血管密度会变高。

通常，在一定范围内若确认存在非环状血管（B2 型血管），则诊断为浸润深度是 T1a-MM ~ T1b-SM1。

但是，本研究中呈现 B2 i 的 9 个病变中有 7 个病变不是癌，为了防止将浸润深度判断得过深，鉴定 B2 i 是重要的。

虽然普遍认为食管上皮层的厚度为 300 ~ 500μm，但是通过研究 2 得到的视野中观察到的黏膜上皮的厚度平均为 176μm（104 ~ 320μm）。因为在 ESD 病例中会将切除标本充分展开，所以与手术病例相比厚度会薄一些。

为了弄清楚通过 NBI-ME 中可以从表层观察到多深，井上等重点研究了 IPCL 和上皮下血管网（subethelial capillary network，SECN）。通过 NBI-ME 可以观察 IPCL，但是普通观察不能观察存在于上皮正下方的 SECN，将镜头用力地压上去才可能最终观察到。也就是说，通过普通 NBI-ME 观察，可以观察到上皮的中层，但观察

不到从上皮深层到固有黏膜层（这个范围）。

此次以 ESD 标本为对象的研究得出结果是，上皮的厚度为 176μm（104 ~ 320μm），从表层到 IPCL 顶部的距离平均是 88μm（31 ~ 174μm）。从这个结果可见，NBI-ME 可观察到比 88μm 深的深度，但推测观察不到 176μm 那么深。通过以上研究，假定 NBI-ME 可观察到的深度为 100μm，合并使用 CD34 染色法，进行了血管密度和血管径的测量，结果证明 B2 i 血管径更细一些，密度更高一些。

举出的病例少是此项研究的缺点，也没有研究者间一致性及研究者自身一致性的研究。今后希望能在多家机构不断地进行研究。

结语

通过对比放大内镜成像所见和病理组织成像，明确 B2 i 是表示炎症、糜烂的所见，并且证明了其血管径比 B2 pure 更细、密度更高。

B2 型血管有很多种变化，通过将 B2 i 分出来观察，可以避免过度诊断和过度治疗。

参考文献

[1] 小山恒男，門馬久美子，幕内博康，他. 食管表在癌の拡大内視鏡分類. 第 65 回日本食管学会学術集会抄録集. p 143，2011.

[2] Oyama T，Monma K. Summaries from the 65th Annual Meeting of the Japan Esophageal Society on September 26，2011，Sendai. Esophagus 8：247-251，2011.

[3] 小山恒男. 日本食管学会拡大内視鏡分類. 胃と腸 49：148-152，2014.

[4] Oyama T，Inoue H，Arima M，et al. Prediction of the invasion depth of superficial squamous cell carcinoma based on microvessel morphology：magnifying endoscopic classification of the Japan Esophageal Society. Esophagus 14：105-112，2017.

[5] 竹内学，橋本哲，小林正明，他. 日本食管学会拡大内視鏡分類と深達度—深達度診断における B2 血管の意義. 胃と腸 49：164-172，2014.

[6] 藤原純子，門馬久美子，立石陽子，他. 日本食管学会拡大内視鏡分類と深達度—深達度診断における B2 血管の意義. 胃と腸 49：174-185，2014.

[7] 根本哲生. 食管—正常と炎症性疾患. 胃と腸 49：1906-1913，2014.

[8] 井上晴洋，池田晴夫，佐藤千晃，他. 内視鏡観察に基づいた食管の血管構築. 胃と腸 49：137-147，2014.

Summary

Magnified Endoscopic Findings which Suggest Inflammation in Superficial Esophageal Squamous Cell Carcinoma — A New Sub-classification of B2 i

Akiko Takahashi[1], Tsuneo Oyama, Nobukazu Yorimitsu

Non-loop vessels (type B2) observed using narrow-band imaging magnified endoscopy (NBI-ME) were sub-classified into B2 i as thin vessels with high density and B2 pure as except for B2 i. The characteristics of B2 i and B2 pure were investigated.

Fifty-three consecutive squamous cell carcinomas (SCC) in 51 patients treated by esophageal ESD from January 2011 to May 2018 enrolled in this retrospective study were assessed. Histological findings of the B2 area diagnosed by NBI-ME were investigated.

All pathological diagnoses in 44 lesions that exhibited B2 pure were SCC. Pathological diagnoses of the 9 lesions that exhibited B2 i were SCC in 2 lesions and erosion or inflammation in 7 lesions.

We investigated density and mean diameter of vessels in the regions that exhibited B2 i or B2 pure. Veins that were 100µm from the surface were counted using 22 sections stained by CD34. The mean density in B2 pure and B2 i was 3.35/mm and 8.22/mm, respectively (P=0.001). The mean minor axis of the vessels was 12.3µm and 6.65µm, respectively. (P=0.0028). B2 i has thin and high-density vessels, and B2 pure has thick and low-density vessels.

B2 i is a characteristic finding of erosion or inflammation. Therefore, B2 i is an important parameter to prevent overdiagnosis of invasion depth.

[1]Department of Endoscopy, Saku Central Hospital Advanced Care Center, Saku, Japan.

特殊组织型食管癌的放大内镜诊断

铃木 悠悟[1]

饭冢 敏郎

菊池 大辅

概述 ● 因为出现特殊组织型食管癌的频率较低，因此基本无法进行放大内镜的研究。通过对既往病例的研究表明，黏液表皮样癌用放大内镜观察到的血管成像虽然不清楚，但可观察到其表面有黏液成分，并伴有癌组织在导管内扩散。腺鳞状细胞癌的组织一旦外露到表层，会呈现出网格状的形态，只有癌组织在深层时，才同普通的鳞状上皮癌相同。小细胞癌表现为褐色调膜下肿瘤样态，可以是网格状。基底细胞样鳞状细胞癌的特征是明显呈现红色，不形成回路且扩张的血管密集增生。只用放大内镜不容易诊断，有必要结合通过肉眼观察到的形态及附带观察到的情况斟酌诊断。

关键词　基底细胞样鳞状细胞癌　腺鳞状细胞癌　黏液表皮样癌
小细胞癌　NBI 放大

[1] 虎门医院消化器官内科　〒 105-8470 东京都港区虎门 2 号街道 2-2
E-mail: t_iizuka@toranomon.gr.jp

前言

关于使用放大内镜诊断食管黏膜癌，是日本食管学会在放大内镜分类中提出的。特殊组织型的癌症的表述只在附录条目中提到"可观察到呈不规则的细网状（reticular；R）血管，并且多表现为低分型鳞状上皮癌（por SCC）、INFc、特殊组织型"。本来特殊组织型食管癌出现的频率特别低，因为其中大部分已诊断为进展性癌症进行治疗，所以使用放大内镜检查食管黏膜的详细研究资料非常有限。

本文对在本院发现的特殊组织型癌症的现状进行了分析，对黏液表皮样癌、腺鳞状细胞癌、基底细胞样鳞状细胞癌、神经内分泌癌中存在的特殊组织型癌的部分放大内镜成像按组织型分类进行了研究，希望总结出各自放大内镜成像所见的特征。

理论支撑——流行病学

1. 黏液表皮样癌（mucoepidermoid carcinoma）

（1）概念

2007 年修订的食管癌诊疗规范中，按照 WHO 的分类从腺鳞状细胞癌中独立出来的疾患概念。

（2）频率

是食管癌全体的 $0.03\% \sim 0.1\%$，pT1 的黏液表皮样癌为全体黏液表皮样癌的 13.8%。

（3）产生原因

存在由食管固有腺体或者从导管产生的观点和由 Barrett 食管的柱状上皮和复层扁平上皮产生的观点。

（4）病理组织成像

可观察到鳞状上皮癌的一部分里有含有黏液的腺癌细胞。腺癌细胞表现为印环细胞癌类型或者是细胞内有小囊胞的印环细胞癌类型，也有的表现为由几层上皮细胞构成的导管状结构。

2. 腺鳞状癌（adenosquamous carcinoma）

（1）概念

是指腺癌或鳞状上皮癌两种癌症的成分达到肿瘤成为 20% 以上的癌症。

（2）频率

占食管癌整体的 0.1%。

（3）产生原因

在食管固有腺体的导管附近发病。

（4）病理组织成像

鳞状上皮癌多见其上皮内癌发生在表层，从其基底层腺癌发生分化、浸润或者替代扁平上皮。

3. 基底细胞样鳞状细胞癌（basaloid carcinoma）

（1）概念

基底细胞样鳞状细胞癌呈现出多彩的组织成像、恶性度高。多数同鳞状上皮癌并存。

（2）频率

占食管癌整体的 1% ~ 4%。

（3）产生原因

产生原因同鳞状上皮基底细胞和食管腺体导管的基底层密切相关，或者由食管上皮基底层附近的未分化干细胞产生。

（4）病理组织成像

同 N/C 比较高的基底细胞类似的小型肿瘤细胞增殖，形成索状结构及大大小小的实性胞巢。可见胞巢内外有玻璃状（基底膜状）物质沉着。胞巢内可见不规则的腺状或者小囊胞状结构。

4. 神经内分泌细胞癌（neuroendocrine carcinoma）

（1）概念

由神经内分泌细胞形成的肿瘤，2010 年，WHO 病理组织学分类中，使用 Grade 分类，为 Ki-67 指数，细胞分裂数这种反映细胞增殖能力的指标。

（2）频率

食管原发性恶性肿瘤的 0.2% ~ 1.5%。

（3）产生原因

由神经内分泌细胞产生。

（4）病理组织成像

肿瘤细胞形成大大小小的胞巢，呈现的组织成像为呈索状或者带状排列，以及呈玫瑰花形等。肿瘤细胞是较小型，缺乏细胞质，从圆形到近乎圆形的细胞核染色质丰富，核仁不明显。确诊时用 chromogranin A、synaptophysin、CD56 等免疫染色法以及 Grimelius 染色法。

特殊组织型食管癌的内镜成像——至今为止的概念

幕内等就特殊组织型食管癌的内镜所见的一般特征进行了阐述，表明隆起的特征是主体的病变，多表现在上皮下发育。可以认为以隆起为主体的原因，是由于间质丰富、组织结合性强。易导致上皮化发育的原因，是由于肿瘤是由基底层附近的食管固有腺体、导管、食管贲门腺等产生的。门马等也认为，对于呈现黏膜下肿瘤（submucosal tumor，SMT），形态的病变应考虑为特殊组织型。

根据有马等的研究表明，放大内镜成像可见，在呈特殊组织型的 12 例病变（基底细胞样鳞状细胞癌 8 例病变、腺鳞状上皮癌 2 例病变、黏液表皮样癌 2 病变）中，可观察到 R 状血管的有 4 例病变（33%）（基底细胞样鳞状细胞癌 2 例病变、腺鳞状上皮癌 1 例病变、黏液表皮样癌 1 例病变）。

本医院的特殊组织型食管癌

本医院对特殊组织型食管癌的临床特点进行了研究。尽管是特殊组织型，但有几种病例不在此次研究范围内。排除的是没有获得完整的放大内镜成像结果的病例，以及进行了术前化疗法等加以治疗的病例，在病理组织学上浸润深度到达固有筋膜层以下的病例。最终（研究对象）是黏液表皮样癌 4 例、腺鳞状上皮癌 3 例、基底细胞样鳞状细胞癌 12 例、神经内分泌细胞癌 1 例。

1. 黏液表皮样癌

具有黏液表皮样癌特征的 4 个病变全部呈混含鳞状上皮癌的成像。其中 3 个病例可观察到只存在于浸润部位，另外 1 例还出现在鳞状上皮癌

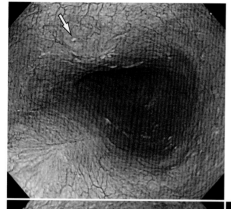

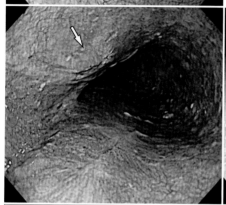

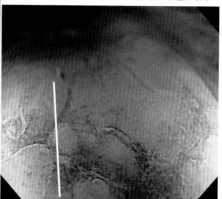

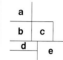

图1 【病例1】黏液表皮样癌。

a 白光内镜成像。可观察到在全壁周围有稍微变化为褪色调的凹陷病变（黄色箭头）。

b NBI内镜成像。可观察到凹陷较为明显的病变，凹陷部分有白色苔状附着（黄色箭头）。

c NBI放大观察成像。同膜状物质覆盖在凹陷部表面，因此无法观察清楚血管成像。白色线部分是 **d** 的切出部分。

d HE染色成像。表面上有黏液状物质附着，可观察到固有黏膜层中心部位有带黏液的细胞。

e Alcian blue染色成像，黏液部分染色阳性。

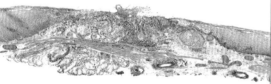

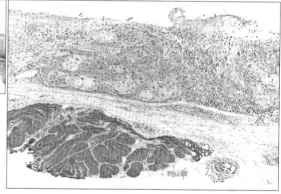

下的固有黏膜层（病例1）。其特征之一是表面含有黏液成分。也可认同其为癌症的特征。江头等报告的黏液表皮样癌的病例中，也提出了表面有黏液附着的成像。因为表层上存在不是癌的上皮组织或者鳞状上皮癌组织，所以难以通过血管成像来判断组织型。癌的最初出现部位之一是食管固有腺体或者是其导管，并发生在伴有癌的导管内扩散的病变中。

[**病例1，图1**]

因胸部中部食管前壁的0-IIc型病变，凹陷部位紧紧附着有白苔状的膜状物质，所以无法从血管成像中观察到。

依据病理组织学观察所见，可见鳞状上皮癌内的一部分胞巢内存在Alcian blue阳性的黏液。通过医学导管从表面可观察到在固有黏膜层有Alcian blue阳性的黏液，也可观察到一部分黏液

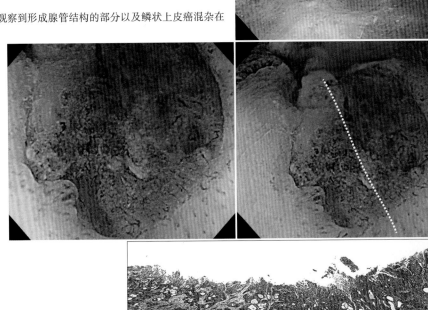

图2 小型的腺鳞状上皮癌。
a 白光内镜成像。可观察到褪色调，小圆形，陷凹性病变。
b，c NBI 放大观察成像。凹陷部分均呈褐色，内部有不形成回路的细血管以及在肛门一侧有呈蛇行弯曲且扩张明显的血管。白色虚线是对 d 的切出线。
d HE 染色成像。可观察到形成腺管结构的部分以及鳞状上皮癌混杂在一起的成像。

	a	
b	c	
	d	

自身露出到表面的成像。诊断为 7mm×4mm 的鳞状细胞癌（SCC）伴黏液表皮样癌。浸润深度是 T1a-LPM、ly0、v0。

2.腺鳞状上皮癌

对既往病例的放大内镜成像研究发现，粗糙坚硬的褐色背景中，可观察到无 B1 状血管分布，呈现微弱扩张、较短、蛇行状的血管。例如（**图2**），可观察到 R 状血管的例子（病例2），及只观察到 B1 状血管的例子等多种多样。基本上可认为，只要腺癌组织不外露到表层，便不会呈现出有特征的放大内镜成像。特别是仅在深处能看到腺癌成分的最后 1 个病例，观察不到有特征的所见图像。而呈现出 R 状血管时，可以充分考虑是腺鳞状上皮癌，进而制订治疗方案。

〔病例2，图3〕
胸部中部食管的大约 1/3 周性的 0-Ⅱa+0-Ⅱc

+0-Ⅱb 型病变中，凹凸明显区域近口一侧可以观察到褪色调，隆起稍平坦的区域。对同样部分进行放大观察可观察到形成回路，较松弛、扩张，呈蛇行状的 R 状血管。

依据病理组织学观察所见，鳞状上皮癌和呈管腔样结构的腺癌混杂存在。从整体考虑诊断为 26mm×24mm 的腺鳞癌。浸润深度是 T1b-SM1（100μm）、ly1、v0。无追加治疗，处于无复发生存期。

3. 基底细胞样鳞状细胞癌

有报告表明关于基底细胞样肿瘤的普通内镜成像的特征是：①以隆起为主的病巢；②肿瘤凸出不明显；③凹凸不齐；④被正常上皮所覆盖，但是顶部伴有程度较轻的糜烂、溃疡；⑤ 60%以上伴有上皮内的扩散等。

虽然基本没有放大内镜的成像，但是竹内等观察到呈白色调、隆起，用 NBI（narrow band imaging）［内镜窄带成像术，译者注］放大观察可见回路形成较差，口径相差较小的 B2 状血管呈不整齐树枝形状或者成网状横向走行的成像。同时，友利等观察到，隆起性病变内多出现呈凹陷的无血管的区域，其周围有血管异常增生的成像。结论为反映出肿瘤压迫血管生长的状态，是属于实心巢的生长的基底细胞样肿瘤中有特征的成像。

基本上食管基底细胞样鳞状细胞癌的病理组织成像是多种色彩的。小林等把基底细胞样鳞状细胞癌的组织像分为以下 5 种组织形态：① 实心巢（solid nest，SN）；②癌胞巢内的腺管样、小囊胞腔结构及条索状排列（microcyst or trabecular nest，MT）；③癌胞巢周围的腺腔样结构（duct like differentiation，DD）；④癌胞巢内筛孔状结构（cribriform pattern，CP）；⑤肿瘤组织内鳞状上皮癌组织（SCC）。因为这类癌细胞具有颜色多样的特点，因此反映到内镜成像上也是色彩多样的。

这次研究既往病例，在病例 3（图 4）中提出仅由基底细胞样的成分构成的肿瘤的内镜像。虽然是呈红色较重的凹陷的病变，但是其周围

的凸起表现为较平坦的隆起。发红部位中不形成回路的扩张血管增生明显，各自呈不整齐且散乱的形态存在。其特点为血管密度非常高。此外，在呈 SMT 样形态的其他病例中也能看到类似这样血管密度高的成像（图 5）。其余 2 例呈 SMT 样形态的病例的表面被非肿瘤上皮所覆盖，放大内镜观察不到有特征的成像。

而且，浸润深度到 T1a 的 6 个病例里，所有的都同 SCC 混杂在一起，基底部的成分少，并且靠近基底表层上存在非肿瘤性上皮或者鳞状上皮癌。因此，这些病例也观察不到有特征的放大内镜成像。

［病例 3，图 4］

胸部下部食管后壁的 0-Ⅱc 型病变中，存在发红较重的病变。NBI 观察下可见在褐色区域内扩张的血管密集存在。通过放大观察，可观察到不形成回路且扩张的血管较短，呈蛇行状的成像。

通过对病理组织学观察，可见肿大的有核异型细胞，从小胞巢状向条索状增生。诊断为 10mm×10mm 的基底细胞样癌。浸润深度为 T1b-SM2、ly0、v1。

4. 神经内分泌细胞癌

到目前为止的报告主要是依据包含进展癌在内的研究。幕内等的报告中，SM 癌 6 例中 0-Ⅲ型有 3 例，0-Ⅰ型有 3 例。既往病例以及竹内等、前田等报告的例子报告有相似的内镜成像，每例都是 0-Isep 型病变，隆起的表面上肿瘤被包裹，呈褪色调。通过放大观察可观察到 R 状血管。每个都是 10mm×10mm 或者比它小的病变，考虑可能在较早阶段即存在这样的内镜成像。

［病例 4，图 6］

胸部下部食管右侧壁呈褪色调，感觉稍厚 0-Isep 型病变。周围的凸起较平坦，呈现 SMT 样形态。通过放大观察，可观察到在背景里有存在树枝状血管和不存在 B1 状血管的褐色区域，并且较细的血管不规则蛇行，呈现如同蚯蚓在爬的形态。这就是所谓的典型 R 状血管。

通过病理组织学观察可见肿瘤的细胞核在

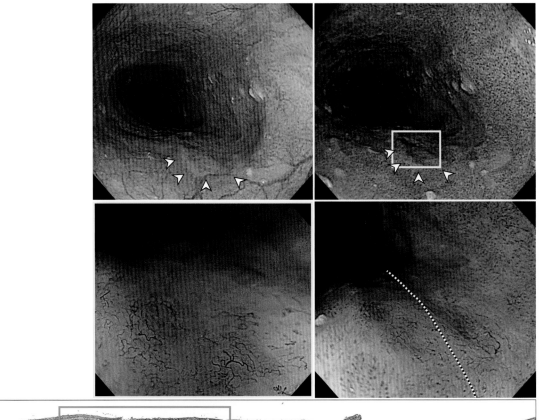

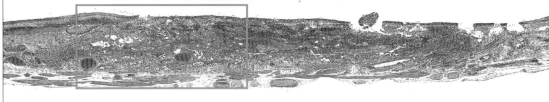

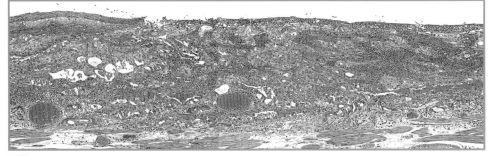

a	b
c	d
e	
f	

图3 〔**病例2**〕腺鳞状上皮癌。

a 白光内镜成像。能看到平坦的病变中有呈现连续凹陷的部分及其近口一侧呈褐色调，平板状隆起的部分。呈褐色调的平板状隆起（白色箭头围起的部分）。

b NBI内镜成像。可认为是褐色的区域。

c NBI放大观察成像（**b**的黄色框部分）。能看出呈网格状的血管成像和平板状隆起区域一致。

d NBI弱放大观察成像。白色虚线是**e**的切出线。

e HE染色成像。可观察到低分化型鳞状上皮癌和腺癌混杂在一起的成像。

f **e**的蓝色框部分放大成像。可观察到很多如同在填补癌细胞的缝隙一般扩张的血管在延伸。

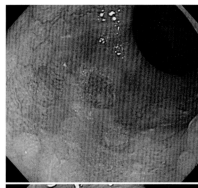

图4 [**病例3**]基底细胞样鳞状细胞癌

a 白光内镜成像。发红较重的凹陷性病变。
b NBI内镜成像。呈褐色。白色线部分是**f**的切出线。
c～e NBI放大观察成像。较短、弯曲蛇行，不形成回路的扩张血管大量增生。
f HE染色成像。肿大的有核异性细胞，从小胞巢状向条索状增生。
g **f**的黄框部分放大成像。可观察到表层有很多扩张的血管。这些血管在肿瘤间延伸。

a	
b	c
d	e
f	
g	

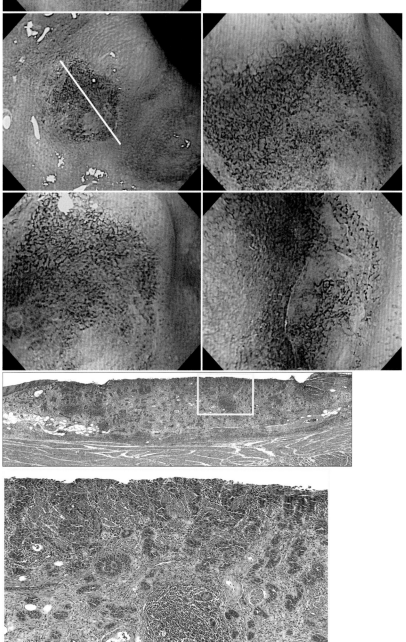

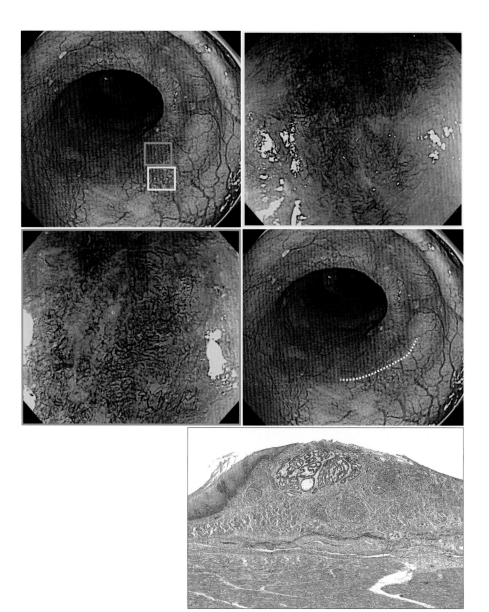

a	b
c	d
	e

图5 呈 SMT 样形态的癌。

a 白光内镜成像。虽然呈现 SMT 样形态，但是表面明显呈现红色。

b，c NBI 放大观察成像。(**b**：**a** 的黄色线部分；**c**：**a** 的蓝色线部分)，可观察到密集存在着相对而言口径相差较少的扩张血管。也散在存在一部分进一步扩张了的青色血管。

d 内镜成像及其切出部分。白色虚线是 **e** 的切出线。

e 隆起部分靠近口一侧的病理组织成像。可以观察到鳞状上皮癌和基底细胞样鳞状细胞癌。隆起部里有脓染性细胞核，N/C 比高的异型细胞增殖，呈小腺管样结构及腺管粘连的结构。

上皮下不规则肿大增殖，形成小型到中型嗜碱性且有胞体的胞巢。在 chromogranin A 上一部分呈阳性，考虑是呈 synaptophysin 阳性的小细胞癌。诊断为 11mm×9mm 的神经内分泌癌。浸润深度是 T1b-SM2、ly0、v3。

结语

本论文关于放大内镜诊断下的特殊组织型

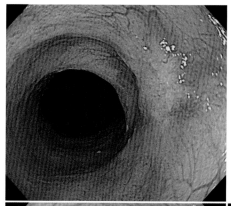

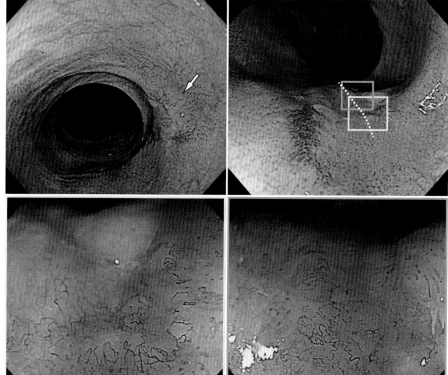

a	
b	c
d	e

图6 [病例 4] 小细胞癌。

a 白光内镜成像。呈有较缓凸起的 SMT 样形态，呈褪色调。

b NBI 内镜成像。呈褐色（黄色箭头）。

c 白虚线是 **f** 的切出线。

d，**e** NBI 放大观察成像（**d**：**c** 的黄色框部分；**e**：**c** 的蓝色框部分）。较细的血管不规则弯曲蛇行，呈如同蚯蚓爬行状的网格影。

食管癌进行了阐述。因为遇到的病例数较少，所以是凭借经验进行的研究。但可以说 R 状血管为主的血管成像是这类肿瘤的一个特征。只是需要注意也有不出现这类血管的时候。希望今后能进行进一步的数据搜集和病例研究。

参考文献

[1] Oyama T，Inoue H，Arima M，et al. Prediction of the invasion

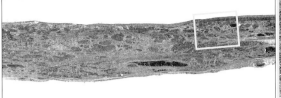
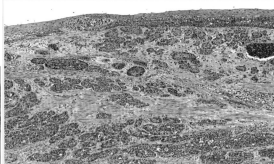
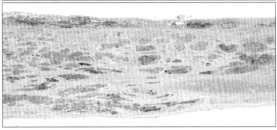
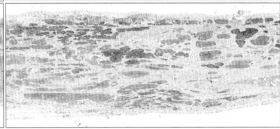

图6 续［**病例4**］

f	g
h	i

f HE 染色成像。上皮下有细胞核不规则肿大，并由嗜碱性的细胞形成从小型到中型的胞巢，并增殖。

g f 的黄色框部分的放大成像。肿瘤细胞间壁散见扩张的血管。

h chromogranin A 染色成像。

i synaptophysin 染色成像。

depth of superficial squamous cell carcinoma based on microvessel morphology: magnifying endoscopic classification of the Japan Esophageal Society. Esophagus 14: 105-112, 2017.

[2] Tachimori Y, Ozawa S, Numasaki H, et al. Comprehensive registry of esophageal cancer in Japan, 2010. Esophagus 14: 189-214, 2017.

[3] Suzuki H, Nagayo T. Primary tumor of the esophagus other than squamous cell carcinoma: histologic classification and statistics in the surgical and autopsied materials in Japan. Int Adv Surg Oncol 3: 73-109, 1980.

[4] Kumagai Y, Ishiguro T, Kuwabara K, et al. Primary mucoepidermoid carcinoma of the esophagus: review of the literature. Esophagus 11: 81-88, 2014.

[5] Kiyozaki H, Obitsu T, Ishioka D, et al. A rare case of primary mucoepidermoid carcinoma of the esophagus. Clin J Gastroenterol 8: 26-28, 2015.

[6] 中村恭一, 大倉康男, 斉藤澄. 消化管の病理と生検診断. 医学書院, pp 2-87, 2010.

[7] 小林豊, 下田忠和, 中西幸浩, 他. 食管類基底細胞癌における組織像の多彩性について. 胃と腸 40: 371-379, 2005.

[8] Rubio CA, Liu FS. The histogenesis of the microinvasive basal cell carcinoma of the esophagus. Pathol Res Pract 186: 223-227, 1990.

[9] 田久保海誉. 食管の病理. 総合医学社, pp 138-144, 1992.

[10] WHO classification of tumours of the oesophagus. Bosman FT, Carneiro F, Hruban RH, et al (eds). WHO Classification of Tumours of the Digestive System, 4th ed. IARC, Lyon, p 16, 2010.

[11] Law SY, Fok M, Lam KY, et al. Small cell carcinoma of the esophagus. Cancer 73: 2894-2899, 1994.

[12] 幕内博康, 島田英雄, 千野修, 他. 特殊組織型の食管癌—内視鏡の立場から. 胃と腸 40: 320-336, 2005.

[13] 門馬久美子, 藤原純子, 加藤剛, 他. 隆起型食管腫瘤の鑑別診断—内視鏡の立場から. 胃と腸 48: 292-307, 2013.

[14] 有馬美和子, 都宮美華, 吉井貴子, 他. 日本食管学会拡大内視鏡分類と深達度—Type R 血管と組織像. 胃と腸 49: 213-221, 2014.

[15] 江頭秀人, 根本哲生, 門馬久美子, 他. 特殊組織型の癌, 黏液表皮様癌の1例. 胃と腸 46: 763-770, 2011.

[16] 竹内学, 渡邉玄, 小林正明, 他. 通常・色素および NBI 併用拡大内視鏡が診断に有用であった食管類基底扁平上皮癌の1例. 胃と腸 48: 355-361, 2013.

[17] 友利彰寿, 小山恒男, 高橋亜紀子, 他. 特殊組織型の癌, aenoid cystic component を伴った basaloid squamous cell carcinoma の1例. 胃と腸 46: 750-756, 2011.

[18] Kobayashi Y, Nakanishi Y, Taniguchi H, et al. Histological diversity in basaloid squamous cell carcinoma of the esophagus. Dis Esophagus 22: 231-238, 2009.

[19] 竹内学, 小林正明, 味岡洋一, 他. 最大径 4mm の深達

pT1a–MM 食管小細胞型内分泌細胞癌の 1 例. 胃と腸 44：1759–1766，2009.

[20]前田有紀，平澤大，野田裕. 黏膜下肿瘤様を呈する食管癌消内視鏡 26：986–989，2014.

Summary

Magnified Endoscopic Findings Might Suggest the Special Histological Carcinoma of Esophagus

Yugo Suzuki[1]，Toshiro Iizuka，
Daisuke Kikuchi

There have been few studies on the observation of special histopathological types of carcinomas using magnified endoscopy, because the occurrence of these carcinomas has been extremely rare. According to our experience, each carcinoma may have some potential findings, such as the existence of mucus on the tumor surface in case of mucoepidermoid carcinoma or of the existence reticular pattern in case of adenosquamous or small cell carcinoma. However, magnified endoscopy findings may not be able to differentinate between these types of carcinomas. Therefore, comprehensive diagnosis, including macroscopic appearance evaluation, is required.

[1]Department of Gastroenterology，Toranomon Hospital，Tokyo.

AVA 的临床病理学研究

都宫 美华[1]

有马 美和子

石川 文隆[2]

西村 优

概述●日本食管学会分类中，把 AVA 定义为被 B 型血管包围的无血管或者血管稀疏的区域。认为由 B1 型组成的 AVA 同 T1a-EP/LPM 癌相对应。实际上由于将 B1 型血管和 B2 型血管混在一起讨论，对 AVA 的大小和对 AVA 本身的认识也是观点不一，这是浸润深度诊断结果不统一的一个原因。此次，作者把围绕 AVA 的不形成回路的血管，区分为非 B2-AVA 和 B2-AVA。非 B2-AVA 是由不具备扩张、蛇形弯曲、口径不同、形状不规则的 4 个特征的血管构成的 AVA。B2-AVA 则是具备这 4 个特征的。非 B2-AVA 呈：①足球状外观的典型的 AVA-small；②虽然口径相差较小的血管，呈环状排列聚集，但可见在部分区域环状结构中断的 mesh（详解见正文）；③口径相差较小的血管上下波动，可以细分为在表层各自愈合并呈圆形排列的 baran（详解见正文）。把 AVA 按照血管形态的不同对比其病理组织像的不同并研究了临床病理学的特征。非 B2-AVA 的浸润倾向较弱，考虑是在足球状外观改变中呈 mesh、baran 的 AVA-small 的变异。而 B2-AVA 则在 AVA 径较小的时候乳头结构就被破坏，可见血管的口径不同和走行异常，呈浸润倾向。为准确进行浸润深度诊断，有必要细致观察 B2-AVA，并同非 B2-AVA 进行鉴别。

关键词　食管黏膜癌　放大内镜分类　avascular area (AVA)　baran　mesh

[1] 琦玉县立癌症中心内镜科　〒362-0806 琦玉县北足立郡伊奈室町小室 780
E-mail: m_tsunomiya@yahoo.co.jp
[2] 琦玉县立癌症中心病理诊断科

前言

2012 年，由日本食管学会完成的《食管黏膜癌的放大内镜分类》（以下简称食管学会分类），把 AVA［avascular area（无血管区，译者注）］定义为 B 型血管包围的无血管或者血管稀疏的区域。根据大小将 AVA 分类为 small（< 0.5mm）、middle（≥ 0.5mm，< 3mm）、large（≥ 3mm），对应的浸润深度分类为 T1a-EP［epithelium（上皮细胞，译者注）］癌 /LPM［lamina propria mucosae（固有层黏膜，译者注）］癌（以下称为 EP/LPM），T1a-MM[muscularis mucosae]（以下称为 MM（黏膜肌层，译者注）］癌 /T1b-SM［submucosa（黏膜下层，译者注）］1（以下称为

SM1）癌，SM2（以下称为SM2）癌。另外，仅B1型所包围的AVA（以下称为B1-AVA）不论大小，对应的都是EP/LPM癌。但是，因检验人员的不同，故对AVA的认识也不同，包围AVA的血管部分中断时，及AVA内部被血管间隔开来等情况，对AVA的大小和是否属于AVA也是存在争议。而且，关于包含AVA的血管经常是将B1型和B2型混在一起讨论的，这也是浸润深度诊断得不到统一的原因。作者认为，包围AVA的血管，虽然没有形成回路，但是口径相差较小，考虑是浸润倾向弱的血管，并提出了mesh和baran的概念。本文着眼于将包围AVA的血管同病理组织进行对比，来研究AVA的临床病理学特征。

方法

2011年11月—2018年3月，在作者所在科室做了内镜黏膜下层剥离术（endoscopic submucosal dissection，ESD）的食管黏膜癌病例中，除去1年以内有过全身化疗，或者在食管内进行过放疗和化疗的病例外，在剩余病例中选出了可见AVA的病例。将其同病理组织成像进行了对比，研究了浸润深度、癌细胞巢的厚度和同AVA对应的血管。浸润深度亚分类依据《食管癌治疗规范》第11版。

包围AVA的血管的形态

包围AVA的血管形态可分为2大类：AVA（非B2-AVA）和AVA（B2-AVA）。AVA（非B2-AVA）为不具备扩张、蛇形弯曲、口径不同、形状不整齐这4个特征的血管所构成；AVA（B2-AVA）为具备4个特征且不形成回路的血管所构成。非B2-AVA中，包含呈足球状外观的AVA-small（以下称作AVA-sb）、mesh和baran。

AVA的临床病理学的探讨

1. 非B2-AVA

（1）AVA-sb

如同B1型连在一起的AVA-sb的出现频率高，是AVA-small的典型成像之一。［**病例1，图1**］是胸腔中部食管的25mm大的0-Ⅱc型食管癌（**图1a**，绿色箭头），通过联合NBI［narrow band imaging（窄带成像，译者注）］放大观察，可见病变内有100～300μm大的AVA聚集成足球状（**图1b**，红色箭头）。伸入该部位进行点烧标记，然后进行了ESD。将ESD后切除的新鲜标本联合BLI［blue laser imaging（蓝色激光成像，译者注）］后，发现在点烧标记（**图1c**，蓝色圆点）包含的区域内聚集的AVA-small（**图1c**，白色虚线），在点烧标记部分上别上pin给标本做记号。切出的标本中，pin标记的（**图1d**，蓝色圆点）需了解的区域在切片7上。切片7可认为pin标记是组织内的小孔（**图1e**，蓝色圆点），浸润深度为EP，癌的厚度约为120μm。AVA-small的血管，与病理组织成像中癌巢间以100～300μm为间隔，从基底层到表层几乎垂直走行的血管相对应，口径相差不大（**图1f**，黑色箭头）。

（2）mesh

mesh是口径相差不大的血管呈环状排列并聚集在一起，但是在部分部位可观察到环状结构断开的一种血管结构。［**病例2，图2**］是胸腔上部食管的7mm大的0-Ⅱb型食管癌，联合NBI观察后，呈浅褐色区域（**图2a**，红色箭头）。病变内伴有白苔附着，联合NBI放大观察后可观察到mesh（**图2b**，黄色虚线）。用同［**病例1**］同样的方法采用病理组织成像进行了对比。对应mesh的病理组织成像浸润深度为EP，癌组织的厚度为180μm，可观察到癌细胞巢间隔100～200μm从基底层一侧几乎垂直于表层走行的血管（**图2c**，黑色箭头），及可观察到癌细胞巢的表层中水平方向横向走行的血管（**图2c**，*）。此病理组织成像可见，mesh是在

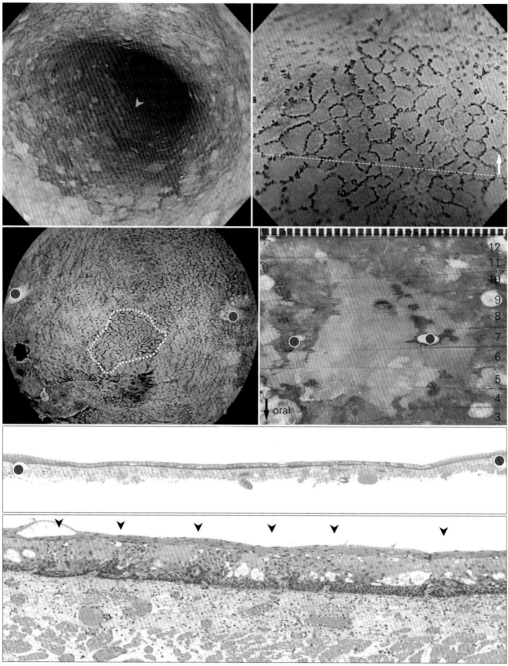

a	b
c	d
e	
f	

图1 [病例1]可观察到 AVA-sb 的 25mm 大 0-Ⅱc 型食管癌。

a 普通观察成像。胸部中部食管的 25mm 大、淡红色的 0-Ⅱc 型食管癌（绿色箭头）。

b 联合 NBI 放大观察成像。B1 型血管所包围的 100～300μm 大的 AVA 呈足球状聚集（红色箭头）。病理切片按白色虚线，沿白箭头方向切出。

c 联合 BLI 观察切出的新鲜标本成像。可观察到 ESD 的点烧标记（蓝色圆点）和其中间的想了解的区域（白色破折线）。

d 切出标本的碘染色成像。点烧标记（蓝色圆点）及在其所包围的想了解的区域在切片 7 上。

e 病理组织放大镜观察像。切片 7 中在点烧标记处做的 pin 标记（蓝色圆点）。

f 病理组织像。浸润深度为 EP，癌的厚度大约是 120μm，癌巢间走行的血管口径相差较小，从基底层一侧垂直于表层走行（黑色箭头）。

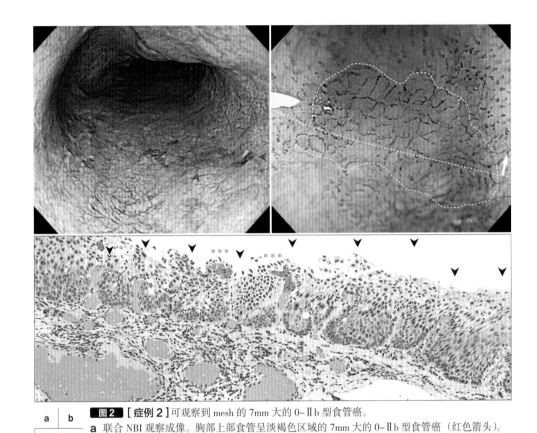

<table>
<tr><td>a</td><td>b</td></tr>
<tr><td colspan="2">c</td></tr>
</table>

图2 [**症例2**] 可观察到 mesh 的 7mm 大的 0-Ⅱb 型食管癌。

a 联合 NBI 观察成像。胸部上部食管呈淡褐色区域的 7mm 大的 0-Ⅱb 型食管癌（红色箭头）。

b 联合 NBI 放大观察成像。口径相差较小，回路形成较差的血管聚集成环状，有部分血管环状断裂，看起来像是受损的 mesh（黄色虚线）。病理切片按白色虚线，沿白色箭头方向切出。

c 病理组织像。浸润深度为 EP，癌的厚度为 180μm，在癌巢间走行的血管口径相差较小，从基底层一侧几乎垂直于表层走行（黑色箭头）。观察到在癌组织表面水平方向横向走行的血管（*）。

AVA 的周围相邻的 B1 型血管在表层的部分区域愈合了的成像，考虑是 AVA-sb 的变异之一。

（3）baran

baran 是在 AVA 的周围口径相差不大的血管上下方向波动，并在表层各自愈合并排列成圆形的 AVA。[**病例3，图3**] 是胸部中部食管的 7mm 大 0-Ⅱc 型食管癌（**图3a**，绿色箭头），联合 BLI 放大观察可观察到内部 baran 包围的长径 600μm（**图3b**，蓝色箭头）和长径 800μm（**图3b**，红色箭头）的 AVA 并排存在。后者的 AVA 内部观察到点状的 B1 型血管（**图3b**，白色箭头）。将 2 个 baran 沿**图3b** 的白色虚线，按白色箭头的方向切出，在**图3c** 的病理组织成像中，病理组织成像可见，**图3b** 的蓝色箭头同蓝色箭头对应的

癌组织一致，**图3b** 的红色箭头和红色箭头对应的癌组织一致。可观察到浸润到 LPM 浅层，癌组织的厚度大约 300μm，癌巢的血管径不规则较少，以及在癌巢间垂直走行的血管。此外可见在癌细胞巢表面水平方向走行的血管（**图3c**，*）。从这个病理组织成像可见，baran 和 mesh 同样，AVA 的周围相邻的 B1 型血管在表层愈合。

AVA-sb、mesh 和 baran 的病理组织成像都形成 bulky 癌细胞巢，并可在癌细胞巢中观察到从基底层一侧垂直于表层走行的血管。两者在这点上相似。此外，mesh 和 baran 在癌细胞巢间垂直方向走行的血管在表层愈合的同时向横向走行，可见 mesh 和 baran 均为 AVA-sb 的变异。mesh 和 baran 在病变内高度糜烂和白苔高比率并

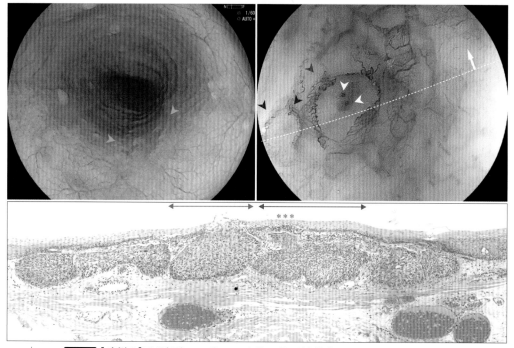

<table>
<tr><td>a</td><td>b</td></tr>
<tr><td colspan="2">c</td></tr>
</table>

图3【病例3】可观察到 baran 的 7mm 大的 0-Ⅱc 型食管癌。

a 普通观察成像。可观察到胸部中部食管中有 7mm 大的 0-Ⅱc 型食管癌（绿色箭头）。

b 联合 BLI 放大观察成像。由 baran 围绕的长径 600μm（蓝色箭头）和长径 800μm（红色箭头）的 AVA 并存在。AVA 的中央部有点状的 B1 型血管（白色箭头）。病理切片按白色虚线，沿白线头的方向切出。

c 病理组织像（蓝色箭头同 **b** 的蓝色箭头对应，红色箭头和 **b** 的红色箭头对应）。浸润深度为 LPM 浅层，癌的厚度大约是 300μm，癌巢的血管径差别较少，能观察到在癌巢间垂直走行的血管和在表面沿水平方向走行的血管（*）。

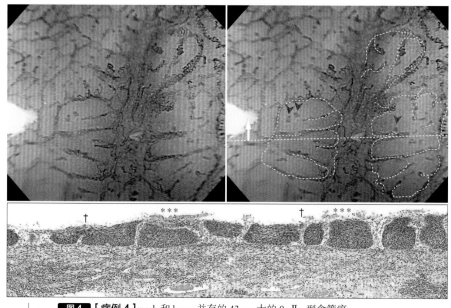

<table>
<tr><td>a</td><td>b</td></tr>
<tr><td colspan="2">c</td></tr>
</table>

图4【病例4】mesh 和 baran 并存的 43mm 大的 0-Ⅱc 型食管癌。

a 联合 NBI 放大观察成像。能看出 mesh 和 baran 混杂存在的 AVA。

b 联合 NBI 放大观察成像。能观察到 mesh（黄色虚线）和 baran（绿色虚线）混杂存在。各 AVA 中央部有点状的 B1 型血管（红色箭头）。病理切片按白色虚线，沿白箭头方向切出。

c 病理组织像。与 mesh 和 baran 混杂存在的 AVA 相对应的部分，浸润深度为 EP，癌的厚度是 230μm。在癌细胞层表层沿水平方向横向走行的血管（*），在 AVA 的癌细胞巢内部从基底层一侧垂直于表层走行的血管（†）。

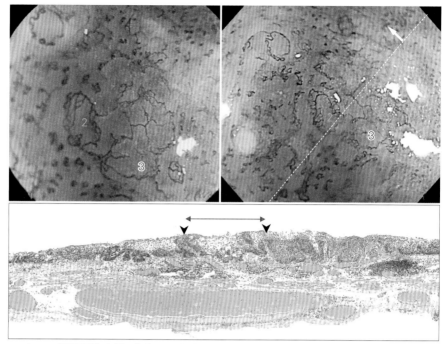

a | b
───
c

图5 【病例5】从 mesh 变化到 baran，从 baran 变化到 mesh 的 25mm 大的 0-Ⅱc 型食管癌。

a 初诊时联合 BLI 放大观察成像。可见 AVA 1 是 baran，AVA 2 是由口径相差较小且不形成回路的血管组成，AVA 3 是 mesh。

b 3 周后，ESD 检查时联合 NBI 放大观察成像。AVA 1 变化为 mesh，AVA 2、AVA 3 变化为 baran。病理切片按白色虚线，沿白箭头方向切出。

c 病理组织像。浸润深度为 LPM，癌的厚度是 210μm。在对应 AVA 2 的部位（红色箭头），癌细胞巢的两侧，从基底层一侧垂直于表层走行的血管（黑色箭头）。

存，本来是 B1 型血管，但是由于病变内存在炎症性变化，因此血管排列极有可能变化。并非属于癌症的反流性食管炎的黏膜也是相邻的 IPCL [intra-epithelial papillary capillary loop（上皮内乳头状毛细血管环，译者注）] 在表层愈合，并且有时呈栅栏状和丝线状，可见炎症有可能对血管排列的变化产生了影响。

（4）mesh 和 baran 混杂存在的病例

还有 mesh 和 baran 两者混杂存在的病例。[病例4，图4] 中，环状断裂的 mesh（**图4b**，黄色虚线）和上下波动的血管包围着的 baran（**图4b**，绿色虚线）混杂存在。在 AVA 的中央部可在有些地方观察到点状的 B1 型血管（**图4b**，红色箭头）。病理组织成像可观察到浸润深度 EP，癌的厚度 230μm，mesh 与 baran 混杂存在的 AVA 相对应的部位中有在癌细胞巢间

由基底层一侧垂直于表层走行的血管（**图4c**）。此外，可观察到表层有血管沿水平方向走行（**图4c，***），AVA 的癌细胞巢的内部有从基底层一侧垂直于表层走行的血管（**图4c，†**），考虑它们相当于在 AVA 的中央部位所观察到的点状的 B1 型血管。

（5）从 mesh 变化到 baran，从 baran 变化到 mesh 的病例

Mesh 和 baran 在观察时期，有形态从 mesh 变化到 baran，从 baran 变化到 mesh 的情况。[病例5，图5] 是胸腔中部食管 25mm 大的 0-Ⅱc 型食管癌，初诊时联合 BLI 扩大观察后，观察到 B1-AVA、mesh、baran 混杂存在。**图5a** 表示的 AVA 中观察到周围口径相差较小的波动的血管，考虑是 baran，AVA 2 中观察到口径相差较小不形成回路的血管多层重叠，AVA 3 中口

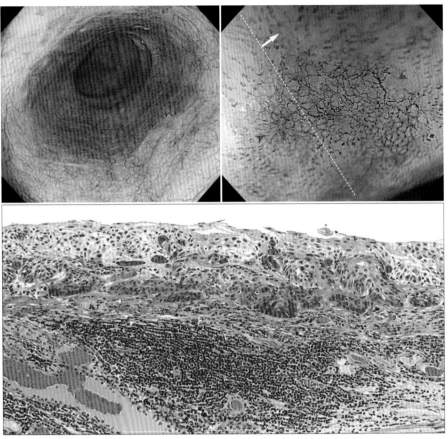

```
a   b
        c
```

图6 [**病例6**] 可观察到 B2-AVA-small 的 15mm 大的 0-Ⅱc 型食管癌。

a 普通观察成像。胸部中部食管里有 15mm 大, 淡红色的 0-Ⅱc 型食管癌 (绿色箭头)。

b 联合 NBI 放大观察成像。口径不同、蛇行明显的 B2 型围绕着的 AVA-small 聚集在一起 (红色箭头)。病理切片按白色虚线, 沿白箭头的方向切出。

c 病理组织像。浸润深度为 LPM 浅层, 癌的厚度是 250μm, 在癌细胞巢内走行的血管口径相差较明显, 血管的走行方向各不相同, 细分化的癌巢向 LPM 浸润。

〔有马美和子等作者。食管黏膜癌的初期浸润成像的诊断 – 普通内镜的角度。胃和肠 47: 1349–1358, 2012 中转载〕

径相差较小的血管断开呈环形排列, 考虑是 mesh。3 周后行 ESD 检查时联合 NBI 扩大观察, 可见 AVA 变化为 mesh, AVA 2、AVA 3 变化为 baran (**图5b**)。病理组织成像可见浸润深度 LPM, 癌的厚度是 210μm (**图5c**)。对应 AVA 2 的病理组织成像 (**图5c**, 红色箭头) 中, 可观察到癌细胞巢的左右两边有从基底层一侧垂直于表层走行的血管 (**图5c**, 黑色箭头), 并可观察到癌胞内部炎症细胞浸润的现象。

受病变内的炎症性变化和覆盖癌巢的鳞状上皮的厚度的影响, AVA 的形态, AVA-sb、

mesh 和 baran 之间, 可互相转化。

2. B2-AVA

与非 B2-AVA 相反, B2-AVA 是由满足 4 个特征的 B2 型血管所包围的 AVA, 呈现浸润现象的病例的较多。

(1) B2-AVA-small

B2-AVA-small 虽然出现频率低, 但观察到浸润图像的情况较多。[**病例6, 图6**] 是胸腔中部食管 15mm 大小, 呈淡红色的 0-Ⅱc 型食管癌 (**图6a**, 绿色箭头)。通过联合 NBI 放大观察, 可观察到内部有口径不同蛇行明显的 B2 型血管

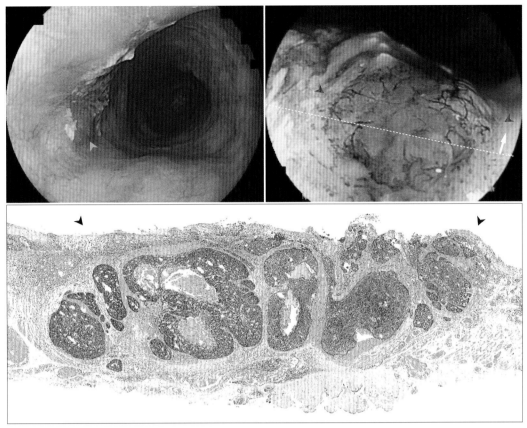

a | b
c

图7［**病例7**］可观察到 B2-AVA-middle 的 15mm 大 0-Ⅱc＋Ⅱa 型食管癌。

a 普通观察成像。观察到胸部上部食管中 15mm 大的 0-Ⅱc＋Ⅱa 型食管癌，内部褪色的 2mm 大的肥厚部分（绿色箭头）。

b 联合 BLI 放大观察。形成了由不整齐树枝状的 B2 型所包围的 2mm 大的 AVA-middle（红色箭头）。病理切片按白色虚线，沿白色箭头的方向切出。

c 病理组织像。观察到浸润深度为 SM1，癌的厚度为 1300μm，癌巢的两侧被癌组织压迫的血管（黑色箭头），血管巢内部的血管径不同，血管走行也各不相同。

所包围的 AVA-small 聚集（**图6b**，红色箭头）。病理组织成像（**图6c**）观察到浸润深度为 LPM 浅层，癌的厚度大约为 250μm，在癌细胞巢内走行的血管口径不同，走行方向也各不相同，并且在癌细胞的深处有小的癌细胞巢。可见 B2-AVA-small 在癌细胞间和在癌细胞巢内部走行的血管口径不同及走行方向不同，癌细胞巢内的乳头结构被破坏，并呈现向 LPM 层的浸润现象。

（2）B2-AVA-middle

B2-AVA-middle 中，乳头状结构的影响已经消失，且向癌细胞巢的深处浸润的情况较多。［**病例7，图7**］是胸腔上部食管的 15mm 大的 0-Ⅱc＋Ⅱa 型食管癌，内部观察到已褪色的 2mm 大小的肥厚部分（**图7a**，绿色箭头）。对肥厚部分采用联合 BLI 进行放大观察，可观察到已形成被不整齐树枝形状的 B2 型血管所包围的 2mm 大小的 AVA-middle（**图7b**，红色箭头）。所对应的病理组织成像是 2mm 宽的癌细胞巢，浸润深度为 SM1，癌的厚度是 1300μm，癌巢的两侧可观察到被癌组织挤压的血管（**图7c**，黑色箭头），癌细胞巢内部的血管径不同，血管走行方向也不同。

本文中，在 11 例病变中观察 B2-AVA-middle，可观察到癌细胞巢的厚度平均值是

（900 ± 370）μm，浸润深度为 LPM 深层的有 1 个病灶，MM 为 5 个病灶，SM1 为 2 个病灶，SM2 为 3 个病灶。通过内镜观察，可观察到包围 B2-AVA 的血管，存在具备 4 个特征的 B2 型，同包围非 B2-AVA 的血管的特征不同。此外病理组织成像也可观察到在 B2-AVA 向 MM 以深浸润的情况较多，癌细胞巢的血管走行不同且口径不同明显。即使 B2-AVA-small 的 AVA 径较小，也呈现浸润现象，表现为浸润初期像，同非 B2-AVA 有着明确的区分。

结语

作者着眼于包围 AVA 的血管，进行了 AVA 的临床病理学探讨。观察到非 B2-AVA 不具备 4 个特征，mesh 和 baran 是 AVA-sb 的 variation，形成 bulky 癌胞巢，浸润倾向较弱，而 B2-AVA 具备 4 个特征，AVA 径较小时，癌巢内的乳头状结构被破坏，出现向 LPM 的浸润现象。B2-AVA 中表现出真正浸润的部分。作者认为为了正确诊断浸润程度有必要同非 B2-AVA 进行区别。

参考文献

[1] Arima M, Tada M, Arima H. Evaluation of microvascular patterns of superficial esophageal cancers by magnifying endoscopy. Esophagus 2：191-197，2005.

[2] 有馬美和子，都宮美華，吉井貴子. 食管表在癌の拡大内視鏡分類. 消内視鏡 26：29-32，2014.

[3] Oyama T, Inoue H, Arima M, et al. Prediction of the invasion depth of superficial squamous cell carcinoma based on microvessel morphology：magnifying endoscopic classification of the Japan Esophageal Society. Esophagus 14：105-112，2017.

[4] 有馬美和子，都宮美華，石川文隆，他. 食管表在癌の精密診断；質的診断（staging）—BLI を中心に. 消内視鏡 29：2136-2145，2017.

[5] 都宮美華，有馬美和子. 食管癌の診断：存在診断—内視鏡診断の現状～サーベイランス. 臨消内科 32：1205-

1210，2017.

[6] 日本食管学会（編）. 臨床・病理食管癌取扱い規約，第 11 版. 金原出版，2015.

[7] 有馬美和子，有馬秀明，多田正弘. 拡大内視鏡による分類：食管—微細血管分類. 胃と腸 42：589-596，2007.

[8] 有馬美和子，有馬秀明，山田透す，他. 食管黏膜癌の初期浸潤像の診断—通常内視鏡の立場から. 胃と腸 47：1349-1358，2012.

Summary

Clinicopathological Features of the Avascular Area

Mika Tsunomiya[1]，Miwako Arima，
Ayataka Ishikawa[2]，Yu Nishimura

The Japan Esophageal Society uses magnifying endoscopic classification to define AVA as a low or no vascularity area surrounded by type B vessels. Any type of AVA (small, medium, or large) surrounded by type B1 vessels is suggestive of T1a-EP or T1a-LPM squamous cell carcinoma. However, in reality, type B1 and B2 vessels surrounding the AVA are often confused. Recognition of the size of the AVA and the AVA itself varies from person to person. This chaos leads to variance in diagnosis of invasion depth. Here, we classified non-loop vessels surrounding the AVA into non B2-AVA and B2-AVA according to the presence of a tetrad of morphological factors of the vessels：dilation, weaving, irregular caliber, and different shape. Non B2-AVAs are subclassified into typical AVAs：small, of a soccer ball appearance；mesh, wherein there are ring-like vessels around AVAs that accumulate and part of the ring structure is broken；and baran, wherein baran-like vessels around the AVA wave vertically and fuse on the surface. We subsequently investigated the pathology and studied the clinicopathological features of the classified AVAs. Non B2-AVA is less invasive. Mesh and baran AVAs are thought to be variations of the AVA-small with soccer ball appearance. Conversely, B2-AVAs have invasive characteristics：the subepithelial papillary structure is broken and the caliber and direction of the vessels is irregular. Extracting B2-AVAs and differentiating them from non B2-AVAs is essential for accurately diagnosing the invasion depth of superficial esophageal cancer.

[1]Division of Endoscopy, Saitama Cancer Center, Saitama, Japan.

[2]Division of Pathology, Saitama Cancer Center, Saitama, Japan.

放大内镜下食管黏膜癌 T1b-SM2 诊断的现状和课题

松浦 伦子[1]

石原 立

七条 智圣

前川 聪

金坂 卓

山本 幸子

竹内 洋司

东野 晃治

上堂 文也

松永 知之[2]

杉村 启二郎

宫田 博志

矢野 雅彦

北村 昌纪[3]

中冢 伸一

摘要● 食管学会分类下的 B3 型血管用作 SM2 癌的指标，但是对既往病例的研究表明 B3 型血管对 SM2 癌的敏感度为 25%，较低。此外，若在病变处可观察到 B3 型血管，说明病变的浸润深度几乎为 SM2，但是若是在病变周围周堤处观察到，有时病变止于 SM1 以浅，有必要注意一下。弥补 B3 型血管低敏感度这一点的指标有 "B2 型血管区域 ≥ 10mm" 和 "0-Ⅰ隆起+B2 型血管"，这些指标提高了 SM2 诊断的敏感度，但是今后还有必要继续研究是否敏感性和特异性两方面能同时提高。通过在放大观察基础上配合使用 EUS 获取到了新的诊断依据，但是 EUS 的补充作用很大程度倾向于在隆起性病变方面。

关键词 食管黏膜癌　放大观察　0-Ⅰ隆起　B2 型血管　B3 型血管　EUS

[1] 大阪国际癌症中心消化管内科　〒541-8567 大阪市中央区大手前 3 号街道 1-69
　　E-mail: ibura9@yahoo.co.jp
[2] 大阪国际癌症中心消化器官外科
[3] 大阪国际癌症中心病理、细胞诊断科

前言

制订食管黏膜癌的治疗方案时最大的问题是如何鉴别适用内镜切除的 SM1 以浅的癌及适用外科切除到 SM2 以深的癌（以下称作 SM2 癌）。鉴别时主要使用普通内镜、放大内镜、超声波内镜（endoscopic ultrasonography，EUS）。用于放大观察诊断的食管学会分类是以 Inoue Arima 等的分类为依据归纳的。因其简便性得到广泛普及。但同时也被指出一些在使用上存在的问题，其中之一，就是用来鉴别 SM1 以浅的癌和 SM2 癌的指标——B3 型血管 SM2 癌诊断的敏感度低。因此，这次作者再次思考 B3 型血管的意义的同时，也研究了可弥补 B3 型血管这个问题的 SM2 癌指标，或者说确定了 SM2 诊断中 EUS 的定位。本文中将病理组织学检查下的 pSM1 定义为 SM 200μm 以浅，将 pSM2 定义为 SM 201μm 以深。

B3 型血管的定义

在日本食管学会分类中将 B3 型血管定义为 "高度扩张的不规则血管"。注解是 "约是 B2 型血管的 3 倍以上大，血管直径 > 60μm 的不规则血管"。B3 型血管的定义中，因为提到了血管径，所以内镜观察时，若没有测定大小标准就无法得到正确的诊断。目前内镜没有配备测定大小的功能，但若认真观察，可在放大观察时掌握观察物

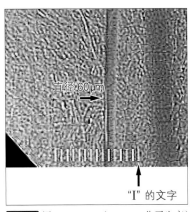

图1 用 GIF-H260Z(Olympus 公司生产) 的最大放大倍率对焦观察对焦时看到的 7-0 缝合线（直径 60μm 左右）的影像。

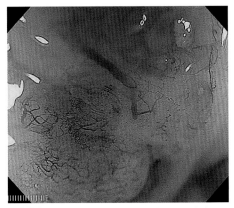

图2 B3 型血管。2 个 "I" 之前的间隔宽度。

大致的大小。例如使用内镜输入诊断意见的功能，把字母 "I" 像图 1 那样输入进去，然后用 GIF-H260Z（Olympus 公司制造）的内镜，用其最大放大倍率对焦，2 个 "I" 的间隔正好是 60μm 左右（**图 2**）。随时观察病变时用这种方法是理论性的，但是用这种方法将血管测量几次，对其大致大小就能做到心中有数，就有可能做出正确的诊断。

B3 型血管的敏感度、特异性

B3 型血管在 SM2 癌诊断上的特异性极高，能达到 99.5％ ~ 100％，但是敏感度较低，为 25％ ~ 56.9％。这一点成了研究课题。在对作者所在医院进行的 51 例 pSM2 癌的研究中也发现，能看到 B3 型血管的 13 例中敏感度是 25％。SM2 癌诊断的特异性高这一点先不谈，几乎可以断言的是若可观察到 B3 型血管，就可以诊断为 cSM2。但是有这样一种情况是 B3 型血管在癌的分界处出现，这时就难以判断它是否是真正存在 SM2 浸润的依据。因此，作者从 B3 型血管存在部位不同的角度再次研究了癌的浸润深度，得出结论是 B3 型血管在病变内被发现时，是 pSM2 癌的概率是 100％（13/13），但是在病变周围的周堤部被发现时的概率就是 43％（3/7）。也就是说，在病变内发现 B3 型血管时，可以诊断为

SM2 癌；但是病变周围发现时，就有必要考虑也可能是 SM1 以浅的癌（**图3**）。

B3 型血管以外的 SM2 癌指标

在病变内发现 B3 型血管时，可以诊断为 SM2 癌。但即使是 pSM2 癌，看不到 B3 型血管的情况也有很多。为了提高诊断准确度，就需要新的 cSM2 癌的指标。有报告表明：① B2 型血管的区域性；② 0-I 隆起＋B2 型血管可作为新的 cSM2 癌的指标。

1. B2 型血管的区域性

研究表明 B2 型血管存在的区域（B2 型血管区域）如果变大，浸润深度会变深。竹内等各自对在食管黏膜癌中发现的 B2 型血管区域血管径进行了浸润深度测量，测量结果是，其中间值是 pLPM（$n=7$）为 5mm，pMM/SM1（$n=40$）为 4mm，pSM2（$n=19$）为 10mm，pSM2 癌的 B2 型血管区域血管径比 pSM1 以浅的癌大（$P < 0.01$），这点是有参考价值的。另外，本研究发现，若只将 B3 型血管作为 cSM2 癌的指标，那么敏感度为 16％（3/19），但是若以 B3 型血管和 ≥ 10mm 的 B2 型血管区域作为 cSM2 癌的指标，那么感度提高到了 63％（12/19），也就是说，可以预见加入 B2 型血管区域血管径指标同时进行评估，会提高 SM1 以浅的癌和 SM2 癌的

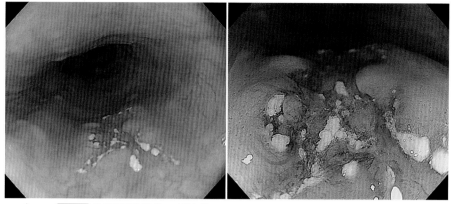

a | b

图 3 位于病变边缘的 B3 型血管。
a 普通观察成像。胸部中部食管壁的后壁中可观察到 10mm 大的 0–I 病变。
b 放大观察成像。病变边缘上皮下可观察到病变边缘上皮下有 B3 型血管。病理组织学观察浸润深度是中分化鳞状细胞癌，pT1a-MM。

表1 0–I 隆起+B2 型血管

	B3 血管单独	B3 血管+B2 血管	P 值
over all accuracy	0.60	0.83	0.003
敏感度（%）	0.33	0.85	0.000
特异性（%）	0.97	0.79	0.024

鉴别精确度。

2. 0–I 隆起+B2 型血管

B2 型血管是 MM/SM1 癌的指标，但是普遍认为在 LPM 癌和 SM2 癌中也存在。另外，作者认为 B2 型血管区域如果变大，那么浸润深度会变深。同时对 B2 型血管存在区域的形态，尤其是对隆起较高的部分是否就意味着深部浸润这一点进行了研究。研究对象是有 0–I 隆起（定义为 ≥ 1mm 的隆起）的 80 例病变，对同样部位细致地进行了放大观察。对 0–I 隆起部位进行放大观察，0–I 隆起部位可观察到 B2 型血管病变的，pMM/SM 有 16 例，pSM2 有 24 例。这表明，B2 型血管所存在的部位当形成 0–I 隆起时，是 pSM2 癌的情况比较多。而且，只用 B3 型血管作为 cSM2 癌的指标时，SM2 癌的诊断感度为 33%，特异性为 97%，正确诊断率是 60%，但是 B3 型血管和 B2 型血管两者均作为的 cSM2 癌的指标时，敏感度为 85%，特异性为 79%，正

确诊断率提高到 83%（**表 1**）。可以预见，将存在 B2 型血管的 0–I 隆起（0–I 隆起+B2 型血管）加入 cSM2 以深的癌的指标中，可提高 SM2 癌的诊断准确度（**图 4**）。

"B2 型血管区域 ≥ 10mm"及"0–I 隆起+B2 型血管"虽然有可能提高食管癌浸润深度诊断精确度，但是目前研究滞后，仅以对 SM2 癌的敏感度为主来评估。今后有必要积极研究，明确这些指标是不是在敏感度和特异性 2 个方面都有助于诊断。

用于浸润深度诊断的 EUS

通过内镜放大观察可以简便而且迅速地诊断出食管癌的浸润深度。内镜放大镜是很好的影像装置，但也有从观察血管所见来进行浸润深度诊断较难的病变，以及因表面有白苔附着而不能进行浸润深度诊断的病变。相比较而言使用 EUS 的话，可将病变深处的变化形成图像，这可获取不同于普通观察及放大观察的重要信息。但 EUS 对患者和医生来说多少有些负担，因此有必要充分考虑应在何种情况下进行 EUS 诊断。因此，作者对于 EUS 的必要性和实用性进行了研究。

1. 对食管黏膜癌的 EUS 诊断

对消化管病变进行 EUS 诊断时，需在消化管内腔内注入脱气水、明胶等传导超声波的物

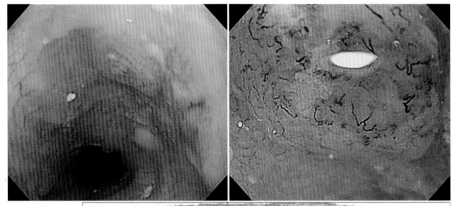

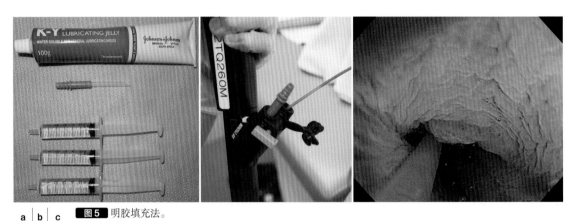

a | b
c

图4 0-Ⅰ隆起＋ "B2 型血管" 1 例。

a 胸部上部食管内可观察到 0-Ⅱc＋ "Ⅰs" 病变。

b 0-Ⅰ隆起部分中有 B2 型血管。

c 病理组织学观察浸润深度是中分化鳞状细胞癌，SM2（1100μm）。

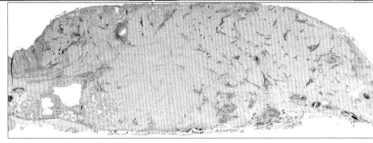

a | b | c   **图5** 明胶填充法。

〔引自 Hanaoka N，et al.Esophageal EUS by filling water-soluble lubricating jelly for diagnosis of depth of invasion in superficial esophageal cancer.Gastrointest Endosc 82：164-165，2015〕

质，并使其在消化管内腔存留。胃和大肠主要使用的是脱气水灌满的方法，但是食管和十二指肠等脱气水难以留存的脏器成像使用的是软气球法和明胶填充法。明胶填充法是将不含有利多卡因成分的内镜用明胶注入食管，使其充满的方法。明胶在食管内的存留较好，作者常在使用细径探针来进行食管病变 EUS 诊断时使用。若将脱气水用于颈部至胸部上部的食管病例，则有出现误吞咽的风险，但是用明胶填充法则可较为安全地进行检查（**图 5**）。用这种方法治疗的重点是要注意明胶填充后不要出气，需要趁食管不蠕动时高效率地检查。此外，软气球方法是

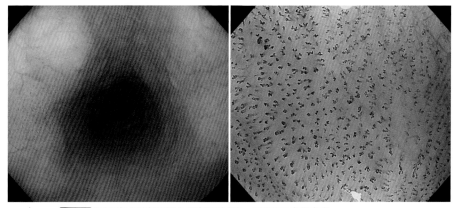

| a | b |

图6 通过普通观察和扩大观察可诊断为 cEP/LPM 癌的病变。
a 普通观察成像。可观察到胸部上部食管前壁一侧发红、平坦、2/3 周性的 0-Ⅱc 病变。
b 放大观察成像。可观察到形成回路的 B1 型血管。

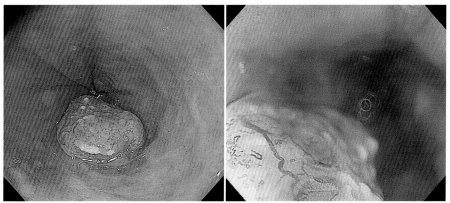

| a | b |

图7 用普通观察或扩大观察，任选一个都观察到 cSM2 癌典型所见的病变。
a 普通观察成像。胸部中部食管后壁一侧能看到有硬度改变的 10mm 大的 0-Ⅰ病变。
b 扩大观察成像。可观察到 B3 型血管。

在内镜的前端装上软气球，然后在注水的气球内进行检查的方法，软气球会压迫病变部位，使癌组织受到挤压，消化壁层结构的深层一侧会位移，因此浸润深度测量结果会出现变深的情况，这一点有必要注意一下。

2. 从 EUS 检查前的浸润深度诊断来看 EUS 的意义

作者在之前进行的研究中，通过普通观察和放大观察诊断出的 cEP/LPM 癌，其中 423 例 < 50mm 的食管癌中，92％是 pEP/LPM 癌，8％是 pMM/SM1 癌，pSM2 是 0.5％。很明显指望可用内镜切除来治愈的 pSM2 癌是非常少的，考虑

到这一点，对于通过普通观察和放大观察诊断出的 cEP/LPM 癌（**图6**），以此时的诊断为依据适用内镜切除是妥当的，加用 EUS 的意义不大。另外，作者最近以 88 例疑似存在 MM 以深浸润的食管黏膜癌病变为研究对象进行了研究，结论是无论用普通观察还是扩大观察，呈 SM2 典型所见的 8 例病变，全都是 pSM2 癌（**图7**）。除此之外的病变，例如诊断为 cSM1 以浅的癌的病变，虽然怀疑是 cSM2 癌，但是无论是通过普通观察还是放大观察都呈非典型 cSM2 癌特征，这时通过加用 EUS 可略微提高浸润深度的正确诊断率。即通过普通观察和放大观察怀疑存在向 MM 浸

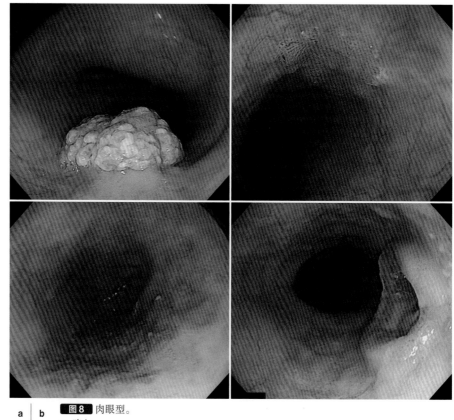

a	b
c	d

图8 肉眼型。
a 隆起。
b 厚度。
c 凹凸。
d 凹陷。

润的这种食管黏膜癌，排除用这2种影像装置已看出呈cSM2癌典型所见的情况外，其他情况可加入EUS检查。但为了明确通过使用EUS是否能为临床带来其他有价值的效果，还是必要进行进一步研究。

3. 病变形态及EUS的意义

研究从病变形态来看EUS的意义时，以88例疑似存在向MM以深浸润的食管黏膜癌的病变为对象进行了研究。将通过普通观察判断出浸润深度最深的部分分为隆起、增厚、凹凸、凹陷、硬度，研究了对各类改变增用EUS诊断来提高诊断精确度（补充效果）（图8）。存在除隆起之外改变（厚度、凹陷、凹凸、硬度）的49例病变中，在普通观察和放大观察基础上再进行EUS检查后，虽然正确诊断率从67%（33/49）提高到71%（35/49），只稍微提高了一点。但是对有隆起改变的39例病变中，通过进行EUS检查后，正确诊断率从74%（29/39）提高到85%（33/39）。虽然有隆起改变的病变和其他体征相比也没有得出明确的结论，但是通过补充EUS检查的较好效果来看，进行EUS检查的意义在于适用于一些较大的病变的检查（图9）。

4. 使用EUS的浸润深度诊断及确信度

使用高频率细径探针来观察，可看到食管壁一般分为9层。在黏膜癌的浸润深度诊断中，用3/9层的高回声层（反映黏膜肌层状况），和4/9层的低回声层（反映黏膜下层状况），5/9层的高回声层（基本反映黏膜下层深层状况）来表示，根据这些分层对以下病变进行诊断（图10、图11）。

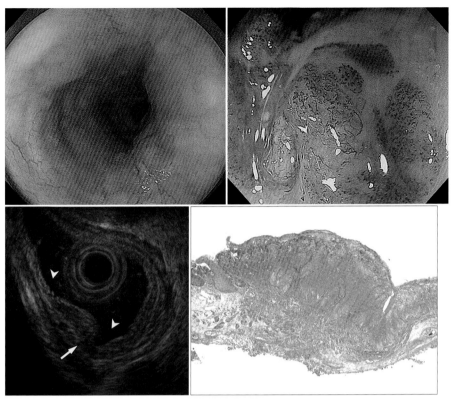

a	b
c	d

图9 隆起性病变。

a 普通观察成像。可判断胸部中部食管里存在 1/2 周性的 0-Ⅱc＋"Ⅰs"病变。近口一侧存在带有硬度改变的隆起、凹凸。疑似癌细胞为向 SM2 的浸润。

b 放大观察成像。B1 型血管和 B2 型血管混杂存在。

c 在进行 EUS 检查前诊断为 cSM2 癌，但 EUS 检查看出癌组织回声停留在第 3/9（黏膜肌层附近）层，第 3/9 层没有中断（黄色箭头部分）。有再现性，诊断为 cSM1 以浅的癌。黄色箭头表示癌组织。

d 最终诊断为 cSM1 以浅的癌，进行了 ESD［endoscopic submucosal dissection（内镜黏膜下层剥离术，译者注）］。病理组织学观察浸润深度是鳞状细胞癌，pT1a-MM。

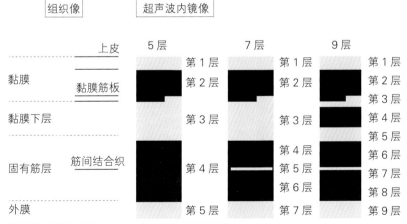

图10 食管壁结构的 EUS 成像和组织成像的关系。

- cEP/LPM 癌：癌组织回声止于 2/9 层，在 3/9 层能看到变化。
- cMM/SM1 癌：通过癌组织回声可观察到 3/9 层不均匀和中断，但是在 4/9 层看不到明显的变化。
- cSM2/SM3 癌：通过癌组织回声可观察到 3/9 层出现断裂，4/9 层~5/9 层可看出变化。

作者认为 EUS 诊断浸润深度时需重视向黏膜下层浸润的所见是否具有再现性（**图 12**）。因此，认为在 EUS 诊断方面，到第 4/9 层的癌组织回声（cSM2 癌的所见），具有再现性时是高确信度，缺乏再现性时是低确信度，然后按照确信

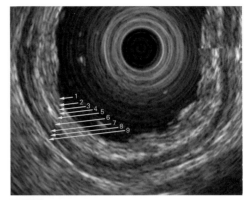

图 11 EUS 检查的层结构指标。

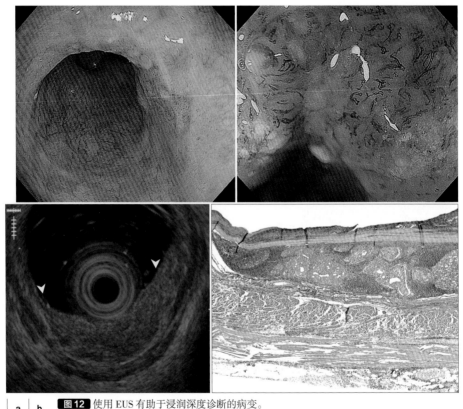

a	b
c	d

图 12 使用 EUS 有助于浸润深度诊断的病变。

a 普通观察成像。胸部下部食管里判断有 0-Ⅱc 病变。有凹凸，诊断为 cMM/SM1 癌。

b 放大观察成像。大致判断是延长的 B1 型血管。诊断为 SM1 以浅的癌。

c EUS 成像。有再现性，癌组织扩散至第 4/9（黏膜下层），诊断为 cSM2 癌。黄色箭头表示癌组织。

d 最终诊断为 cSM2，进行了外科切除，病理组织学观察浸润深度是中分化鳞状细胞癌，SM3。

表2 通过 EUS 诊断各个病例确信度的诊断成果		
	特异性	阳性率（PPV）
SM2 低置信度	80%（41/51）	47%（9/19）
SM2 高置信度	90%（46/51）	79%（19/24）
P 值	0.18	0.06

PPV: positive predictive value.

度比较了阳性率。判断 cSM2 癌所见是高确信度时，pSM2 的病变中 19/24 病变，阳性率是 79%，与低确信度情况下的 47%（9/19）相比较高。虽然两者的差别没有意义，（*P*＝0.06），但是尽管病例数少还是能看出有明显的倾向（**表2**）。从这一点可以看出，EUS 的诊断精确度根据确信度的不同而不同的可能性较高，因此有必要增加确信度作为依据来评估诊断结果（**图13**）。特别是在诊断为 cSM2 癌，但还是低确信度时，pSM1 以浅的可能性很大，应考虑应用内镜切除。

结语

作者根据日本食管学会的分类，统一并简化了放大内镜的分类。今后有必要在保持其简易性的基础上，下功夫提高诊断准确度，还要更加积极地通过实验来积累关于此分类的资料。

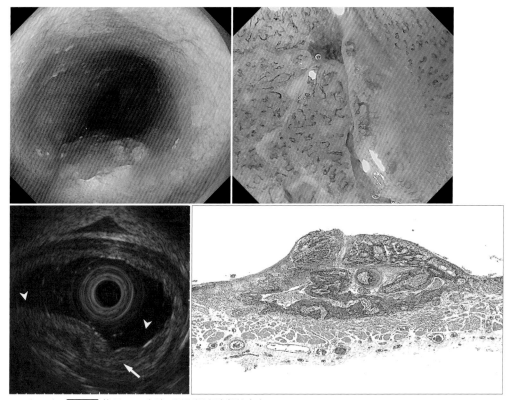

a	b
c	d

图13 使用 EUS 有助于浸润深度诊断的病变 2。

a 胸部中部食管内可观察到 0–Ⅱa＋0–Ⅱc 病变。有凹凸和硬度改变，诊断为 cSM2 癌。

b 放大观察成像。虽然在病变内存在 B2 型血管，但是其边缘的一部分可观察到 B3 样血管。

c EUS 成像。癌组织回声止于第 3/9（黏膜肌近旁），第 3/9 层没有中断（黄色箭头部分）。有再现性，诊断为 SM1 以浅的癌。黄色箭头表示癌组织。

d 最终诊断为 cSM1 以浅的癌，进行了 ESD。病理组织学观察浸润深度为鳞状细胞癌，pT1a–MM。

参考文献

[1]Inoue H.Magnification endoscopy in the esophagus and stomach. Dig Endosc 13：S40–41，2001.

[2] Arima M，Tada M，Arima H. Evaluation of microvascular patterns of superficial esophageal cancers by magnifying endoscopy. Esophagus 2：191–197，2005.

[3]Oyama T，Inoue H，Arima M，et al. Prediction of the invasion depth of superficial squamous cell carcinoma based on microvessel morphology：magnifying endoscopic classification of the Japan Esophageal Society. Esophagus 14：105–112，2017.

[4] 石原立，飯石浩康．表在食管癌の拡大内視鏡診断—日本食管学会分類に則った血管構造の読み方．Gastroenterol Endosc 56：3818–3826，2014.

[5] 藤原純子，門馬久美子，立石陽子，他．日本食管学会拡大内視鏡分類と深達度—深達度診断における B2 血管の意義．胃と腸 49：174–185，2014.

[6] 池田晴夫，井上晴洋，佐藤裕樹，他．日本食管学会拡大内視鏡分類と深達度—深達度診断における B3 血管の意義．胃と腸 49：186–195，2014.

[7] 竹内学，橋本哲，小林正明，他．食管表在癌の深達度診断—拡大観察の有用性と留意点．胃と腸 50：553–562，2015.

[8] 竹内学，森ゆか理，寺井崇二．食管学会拡大内視鏡分類の検証．食管学会拡大分類 B2 血管による SM2 癌診断の可能性．第 93 回日本消化器内視鏡学会総会パネルディスカッション 17，2017.

[9] 竹内学．今 B2 型血管を見直す PD4-1（基調講演）日本食管学会拡大内視鏡分類 B2 型血管の再考．第 71 回日本食管学会学術集会パネルディスカッション 4，2017.

[10] 河野辰幸，永井鑑，井上晴洋，他．食管癌の深達度診断—超音波内視鏡からみた深達度診断．胃と腸 36：307–314，2001.

[11] 清水勇一，加藤元嗣，小平純一，他．食管 m3・sm1 癌の質的・量的 EUS 診断．胃と腸 37：47–52，2002.

[12] 村田洋子．食管表在癌の深達度診断—超音波内視鏡．胃と腸 46：687–693，2011.

[13] 有馬美和子，川田研郎，吉田操．咽頭・食管—超音波内視鏡．日本消化器内視鏡学会（監），日本消化器内視鏡学会卒後教育委員会（編）．消化器内視鏡ハンドブック．日本メディカルセンター，pp 167–172，2012.

[14] 石原立，長井健悟，鼻岡昇，他．隆起型食管扁平上皮癌の深達度診断—超音波内視鏡を中心に．胃と腸 48：347–354，2013.

[15] 斉藤裕輔，芳野純治，有馬美和子．超音波内視鏡ガイドライン．日本消化器内視鏡学会卒後教育委員会（編）．消内視鏡ガイドライン，第 3 版．医学書院，pp 157–169，2006.

[16]Esaki M，Matsumoto T，Moriyama T，et al. Probe EUS for the diagnosis of invasion depth in superficial esophageal cancer：a comparison between a jelly–filled method and a water–filled balloon method. Gastrointest Endosc 63：389–395，2006.

[17]Hanaoka N，Ishihara R，Matsuura N，et al. Esophageal EUS by filling water–soluble lubricating jelly for diagnosis of depth of invasion in superficial esophageal cancer. Gastrointest Endosc 82：164–165，2015.

[18] 石原立，山階武，青井健司，他．表面型表層拡大型食管癌の深達度診断—内視鏡の立場から．胃と腸 49：1164–1172，2014.

[19] 山中恒夫．EUS 層構造の解釈．Gastroenterol Endosc 43：1091–1092，2001.

Summary

Prediction of the Invasion Depth of SM2 Superficial Squamous Cell Carcinoma Based on a Magnifying Endoscopic Classification of the Japan Esophageal Society

Noriko Matsuura[1], Ryu Ishihara,
Satoki Shichijo, Akira Maekawa,
Takashi Kanesaka, Sachiko Yamamoto,
Yoji Takeuchi, Koji Higashino,
Noriya Uedo, Tomoyuki Matsunaga[2],
Keijirou Sugimura, Hiroshi Miyata,
Masahiko Yano, Masaki Kitamura[3],
Shinichi Nakatsuka

Type-B3 vessel is a diagnostic criterion for cT1b-SM2 tumors in a magnifying endoscopic classification of the Japan Esophageal Society. The sensitivity of B3 vessels for pT1b-SM2 tumors was 25% based on the analysis conducted at our hospital. Although B3 vessels demonstrated pT1b-SM2 tumors, B3 vessels in SMT-like marginal elevation did not always correspond to pT1b-SM2 tumors. The diameter of B2 vessels can reach more than 10mm, and B2 vessels on 0-I protrusion can be considered as criterion for cT1b-SM2 tumors to supplement the low sensitivity of B3 vessels for pT1b-SM2 tumors. Although these criteria increase the sensitivity of diagnosis of cT1b-SM2 tumors, the sensitivity and specificity of cT1b-SM2 tumors diagnosis should be reviewed prospectively. EUS provides additional information along with conventional endoscopy and magnified endoscopy in the prediction of tumor invasion depth, especially in elevated esophageal cancers.

[1]Department of Gastrointestinal Oncology, Osaka International Cancer Institute, Osaka, Japan.

[2]Department of Surgery, Osaka International Cancer Institute, Osaka, Japan.

[3]Department of Pathology and Cytology, Osaka International Cancer Institute, Osaka, Japan.

编者后记

小山 恒男　佐久医疗中心内镜内科

日本食管学会分类（JES classification）于 2011 年完成原案，经过前瞻性研究，于 2017 年在 *Esophagus* 杂志上发表了论文。在 JES 分类中，首先关注了上皮内乳头状毛细血管环（intra-epithelial papillary capillary loop, IPCL）不会破坏基膜，而是替代性发育为现有的乳头状结构。结果，用扩大内镜观察到虽然不完整，但仍保持着环状的异常血管（JES B1）。但是，浸润到深部后，乳头状结构被破坏，出现没有环状的新生血管（肿瘤血管）JES B2、B3。JES classification 不仅是血管形状的分类，也是通过解读血管结构来推测癌症的发展过程的较好分类方法，在国内外得到了广泛的应用。

另一方面，还有"JES B2 从 T1 a-LPM 广泛出现到 T1b-SM2""JES B2 也可以看到糜烂和炎症""JES B3 和 AVA-L 频率低，因此 T1b-SM2 的灵敏度低"等其他问题。因此，本期在对 JES classification 进行再次验证的同时，还研究了近年来发表的扩大内镜观察结果。

首先，必须要发现病变。最有用处的是在 BA（brownish area）区域发现 IVBC（inter-vascular background coloration），由南瞳解说了这方面的新知识。JES classification 制定过程是以 IPCL 为基础。但是近年来，熊谷等阐明了 SECN（sub-ep）的基本构造，虽然可能是大家听不惯的用语，但却是非常重要的构造，首先请大家好好把握这里。

其次，又委托竹内、根本、都宫、高桥对 B2、AVA、JES classification 基础部分进行了重新检查。竹内关注 JES B2 领域的广度，B1 是否混在一起，解说了关于深度诊断的新知识。根本通过对连续切片进行三维重建，详细阐明了扩大内镜观察到的血管的病理组织学观点。此外，都宫还将"B2 以外的血管所包围的血管粗糙的领域"重新设为 non B2-AVA，与原本的 AVA 进行了比较研究。

在日常临床中常见的另一个代表性的发现是"细密的非循环血管"。高桥通过在感兴趣的区域进行标记，对扩大内镜观察和组织观察进行了完美的对比，并将 CD34 染色后用放大内镜观察到的血管密度和血管径观测了一下。结果表明，糜烂再生观察到的非循环血管比 JES B2 血管细、密度高，提倡独立为"B2i"。在日常诊疗中的所见所闻，可以说是优秀的科学验证。

最后，铃木、松浦提出了"针对特殊型食管癌和 T1b SCC 的扩大内镜诊断的现状和课题"。铃木详细研究了特殊型食管癌的扩大内镜观察结果，得出了通常观察的结果很重要的结论。松浦详细研究了 T1b-SM2，得出了 JES B3 的灵敏度低，但包括 0-I+JES B2 在内，灵敏度会有所提高。扩大内镜提供了很多信息，两人都得出了"还是应该重视肉眼像"的结论，这一点很有意思。

本书特别值得一提的是对 IVBC 和 SECN 的详细研究结果，以及 B2i、non B2-AVA、B1 B2mix 等新知识的公开。希望可以进一步验证这些新观点，致力于 JES classification 的改良。本书所提倡的新知识，希望从今以后有助于临床。